Der soziale Körper

Hans-Peter Hepe

Der soziale Körper

Krankheiten von A bis Z

Wichtiger Hinweis

Dieser Ratgeber vermittelt Ihnen einen Überblick über die häufigsten Erkrankungen und deren körperlich-seelische Funktionsebene sowie geistig-soziale Handlungsebene aus Sicht der Soziologie. Er ersetzt jedoch nicht eine Beratung und gründliche Untersuchung durch Ihren Arzt. Nur dieser kann über Diagnose und Therapie entscheiden.

Medizinische und soziologische Erkenntnisse sind einem ständigen Wandel unterworfen. Der Autor hat größte Sorgfalt darauf verwendet, dass alle Angaben dem aktuellen Wissensstand entsprechen. Eine Haftung des Autors oder des Verlags für eventuell aus den im Buch gemachten Hinweisen entstehende Schäden ist daher ausgeschlossen.

Hans-Peter Hepe

Jahrgang 1958, verheiratet und zwei Söhne, ist seit über zwölf Jahren als systemisch-soziologischer Trainer für Leistungssteigerungen tätig. Als Trainer und Berater veranstaltet er zahlreiche Seminare und Vorträge zur Bewältigung von schweren Krankheiten, familiären Konflikten und unternehmerischen Krisen. Er ist Inhaber von Simple Power – Das Programm für körperliche und mentale Freiheit – und Begründer der SED®-Methode.

Bibliografische Information der Deutschen Nationalbibliothek
Die Deutsche Nationalbibliothek verzeichnet diese
Publikation in der Deutschen Nationalbibliografie;
detaillierte bibliografische Daten sind im Internet über
http://dnb.d-nb.de abrufbar.

© 2009 Hans-Peter Hepe
Umschlagdesign, Satz, Herstellung und Verlag:
Books on Demand GmbH, Norderstedt
ISBN 978-3-8370-5237-4

Inhalt

Jeder Mensch ist ein Fall für sich

Nie zuvor war das öffentliche Interesse an medizinischen Themen größer als heute. Es ist der Wunsch nach mehr Selbstkontrolle und Verständnis gegenüber einer analytischen Welt der Medizin. Zugleich vermittelt es ein Gefühl der Sicherheit, wenn man selbst versteht, warum eine Krankheit entstanden ist und mit welchen Maßnahmen sie am besten behandelt werden kann.

Ziel dieses Buches ist es, die wichtigsten chronischen Erkrankungen und ihre sozialen Deutungsmöglichkeiten auf verständliche Weise nahezubringen. Naturgemäß sind einem Buch, das die Aufarbeitung der sozialen Krankheitsgeschichte zum Gegenstand hat, Grenzen gesetzt. Als Interpretationshilfe kann es zu einem besseren Verständnis von Krankheitsbildern beitragen, doch kann es eine fachliche Auseinandersetzung mit dem Coach nicht ersetzen. Jeder Mensch ist ein Fall für sich!

Nicht nur im Krankheitsfall ist es wichtig, ein tieferes Verständnis für die Funktionsweise unseres Körpers in seinem sozialen Milieu zu entwickeln.

Dazu gehört auch, über soziale zwischenmenschliche Risikofaktoren informiert zu sein. Schon allein deshalb ist es lohnend, sich mit der Bedeutung und Interpretation von sozialen Umständen, die auf den Körper wirken können, auseinanderzusetzen.

Hierfür möchte Ihnen das vorliegende Buch verständliche Antworten geben.

Ein Wort zuvor

Ob und wann soziale Umstände als gesundheitsschädigend einzustufen sind, richtet sich nach dem Individuum und seiner individuellen Lebensgeschichte. Referenzwerte von „Krank" oder „Gesund" gibt es in der Körpersoziologie nicht. So kommt es immer wieder vor, dass ein Gesunder in „krankhaften sozialen Umständen" lebt, wohingegen ein Kranker in „scheinbar gesunden sozialen Umständen" lebt. Deshalb ist immer eine genaue, sorgfältige Befragung des Betroffenen notwendig. Wie es für die meisten von uns selbstverständlich ist, ab dem 35. Lebensjahr alle zwei Jahre einen Gesundheitscheck zu machen, sollte es auch selbstverständlich werden, familiäre bzw. berufliche Spannungen, die sich in den Jahren aufgebaut haben, mit einem systemischen Coaching abzubauen.

Versäumen wir es, die sozialen Risikofaktoren, wie Verlust von Familienangehörigen, drohender Arbeitsplatzverlust, Verlust von sozialer Identität, Ängste vor Auseinandersetzungen und vieles mehr, aufzulösen, kommt es verstärkt zu Spannungen, Stress und Druckgefühlen und in deren Folge zu körperlichen und seelischen Erkrankungen zwischen dem 40. und 60. Lebensjahr.

Das sollten Sie wissen

Mit dieser Übersicht möchte ich Ihnen ein kleines Nachschlagewerk über die häufigsten Krankheiten – von A wie ADHS bis Z wie Zwang – aus Sicht des sozialen Körpers an die Hand geben. Es erklärt Ihnen verständlich Begriffe der Medizin und stellt die dazugehörigen sozialen Umstände dar. Es ersetzt jedoch nicht eine Beratung und gründliche Untersuchung durch Ihren Arzt. Ich habe größte Sorgfalt darauf verwendet, dass alle Angaben dem aktuellen Wissensstand entsprechen. **Es wird laufend um weitere Krankheitsthemen ergänzt und aktualisiert.**

Damit dieses kleine Nachschlagewerk des sozialen Körpers richtig verstanden und angewendet wird, sind folgende Unterscheidungen zu treffen:

- Es richtet sich <u>nicht</u> an akute, vital bedrohliche Krankheitsstörungen, wie Infektionen, die mit notwendigen schulmedizinischen Intensivmaßnahmen und entsprechenden Arzneien rasch, sanft und ohne Folgeerscheinungen verschwinden, sondern an chronische Krankheiten, wie Krebs, Multiple Sklerose, Colitis ulcerosa, Morbus Crohn, schwere Herzerkrankungen, Lungen- und Nierenerkrankungen, Epilepsie, Arthritis usw.

Viele dieser langwierig verlaufenden Krankheiten und viele häufig wiederkehrende Erkrankungen, wie Nebenhöhlenentzündungen und Bronchitis, die durch konventionelle Behandlungen oft nur kurzfristig gebessert werden, lassen sich durch eine sorgfältige *„Aufarbeitung der sozialen Krankheitsgeschichte"* oft dauerhaft bessern oder sogar ganz ausheilen. Zu wissen, was man selbst tun kann, um wieder gesund zu werden, ist wohl die wichtigste Voraussetzung für einen raschen Heilerfolg. Denn es geht immer nur um die Aktivierung der Selbstheilungskräfte unseres Körpers. Ihm sollten wir mit Veränderungen unserer sozialen Lebensumstände entgegenkommen.

- In den Beschreibungen der Krankheiten finden Sie vielfach die Bezeichnung „der Andere" oder „die Anderen" oder nur allgemein „soziales Umfeld". Gemeint sind damit Menschen wie Ehe- und Lebenspartner, Familie, Eltern und Großeltern, Geschwister, Freunde und Bekannte, aber auch Arbeitskollegen, Vorgesetzte und viele mehr, die mit uns eine Gemeinschaft bilden und damit eine Bezüglichkeit zu uns haben. Das Wort *sozial* bezeichnet wechselseitige Bezüge als eine Grundbedingung des Menschseins und beinhaltet damit den Prozess, *wie* wir in der Gemeinschaft mit den Anderen zusammenleben. Dieses wechselseitige Zusammenleben kann Krankheit oder Gesundheit fördern. Eine Vorstellung darüber finden Sie in dem Kapitel „Der soziale Körper – Consensus corpus".

Ich freue mich über jede Anregung Ihrerseits, die Sie mir gern per Mail oder Fax aufgeben können, und wünsche Ihnen viel Freude beim Lesen.

Wichtiger Hinweis: „Der soziale Körper" und die damit verbundene SED*-Methode ist keine Therapie. Sie wird gerne von Ärzten und Therapeuten als wirksame Begleitung zu anderen therapeutischen Maßnahmen eingesetzt.

Die häufigsten Krankheiten
von A bis Z

ADHS (Aufmerksamkeitsdefizit-/ Hyperaktivitätsstörung)

Die Aufmerksamkeitsdefizitstörung ohne Hyperaktivität (ADS) oder mit Hyperaktivität (ADHS) ist eine im Kindesalter beginnende *psychische Störung*. Sie zeichnet sich aus durch Symptome wie ungewöhnlich hohe Ablenkbarkeit, spontane Aktivitäten von kurzer Dauer, überhäufiges Wechseln zwischen Aktivitäten, ständige motorische Unruhe und geringes Durchhaltevermögen bzw. Ausdauer bei der Bewältigung von Aufgaben. Etwa 4–8 % der Kinder in Deutschland zeigen Symptome einer Aufmerksamkeitsdefizitstörung mit oder ohne Hyperaktivität. Seit 2003 ist ADS/ADHS auch im Erwachsenenalter anerkannt. Betroffene im Erwachsenenalter zeigen verschiedene andere *psychische Störungen*, wie Depressionen, Angststörungen, Störungen des Selbstbildes und Selbstwertgefühls sowie soziale Phobien. Bei Frauen werden auch verstärkt Essstörungen, wie Magersucht und Bulimie, als Begleiterkrankung zu ADS/ADHS beobachtet.

Symptome

Unruhe mit Händen und Füßen, exzessive Aktionen, keine ruhige Beschäftigung, zunehmend soziale Störungen mit Anderen.

Körperlich-seelische Funktionsebene

Um das *Wesen* psychischer Störungen, wie ADS/ADHS, zu verstehen, ist es wichtig, sich über das Familiensystem klar zu werden und herauszufinden, welche Rolle die Krankheit in dieser Familie übernommen hat. Wie sind die Beziehungen in der Familie beschaffen? Wie kommunizieren ihre einzelnen Mitglieder miteinander? Welche Vorstellungen haben sie voneinander? *Psychische Störungen sind Störungen in Beziehungen und nicht Störungen in der Seele eines einzelnen Menschen. Keiner ist allein krank.*

Geistig-soziale Handlungsebene

Kinder mit Symptomen wie hoher Ablenkbarkeit haben Eltern mit starren Standpunkten, an denen diese lange festhalten. Nicht kontrollierbares überaktives Verhalten bei den Kindern deutet auf Eltern hin, die alles unter Kontrolle haben müssen. Kinder mit ADHS-Symptomen zeigen auf ein unbewegliches, zögerndes, an Maßstäben und Regeln festhaltendes Familien-system. Probleme darf es nicht geben, deshalb wird es vermieden, miteinander zu reden, wenn es Konflikte gibt. Immer wieder stößt man in *Familien* auf das Phänomen, dass sich alles um den „Problemfall" dreht und sich die anderen Familienmitglieder um diesen herum *stabilisieren*.

Bearbeitung

Daher kann die Auflösung der Symptome bei dem Träger nur erfolgen, wenn die Bilder, die die einzelnen Familienmitglieder voneinander haben, zur Sprache gebracht und verändert werden. Familiensysteme gleichen einem Mobile. Wir verändern etwas an einer Stelle, und eine andere kommt in Bewegung. Doch die erste Aufgabe auf dem Lösungsweg ist es, Eltern von psychotischen Kindern von einer meist eingebildeten Schuld zu entlasten. Sie geben sich die Schuld, das Leben eines Menschen zerstört zu haben.

Akne

Akne ist ein Oberbegriff für Erkrankungen der Talg-drüsenfollikel mit Knötchen- und Pustelbildung auf der Haut.

Symptome

Mitesser und eitrige Pusteln auf talgdrüsenreichen Hautbezirken wie Gesicht, Brust und Rücken. Vielfach bedingt durch einen verstärkten Androgeneinfluss wäh-rend der Pubertät.

Körperlich-seelische Funktionsebene

Die Haut gehört zu den Sinnesorganen, die zur sinn-lichen Wahrnehmung des sozialen Umfeldes dienen und damit den Funktionen von Begeisterung und At-traktivität entsprechen. Akne bei Kindern mit Schul-problemen und Schuldgefühlen.

Geistig-soziale Handlungsebene

Unbändiges Bedürfnis, sich mit voller Begeisterung, also mit „Haut und Haaren", auf das Leben einzulas-sen. Doch gleichzeitig auch die Sorge, ob es passt, wie man ist, und ob man auch hingehört, wo man ist. Im Falle des Scheiterns durch das soziale Umfeld empfindet man sich von seiner Welt, die man begeistert erobern wollte, unüberbrückbar getrennt. Glaube, durch egois-tisches Verhalten gegenüber dem sozialen Umfeld Strafe verdient zu haben (Schuld). Die Folge sind ein konsen-suelles Verhalten mit seinem sozialen Umfeld und Akne auf der Haut. Weitere Folgen sind rissige Ausschläge der Hände und Füße, Psoriasis der Hände und Orien-tierungsverlust (Psyche).

Bearbeitung

Sich zum Widerspruch gegenüber dem sozialen Umfeld aufraffen und für seine Meinung und seinen Standpunkt kämpfen (Charakterstärke)! Schuldgefühle auflösen! Neue Lebensbrücken zwischen dem Ich und dem Du entwickeln!

Alzheimer-Krankheit

Bei der degenerativen Hirnerkrankung Alzheimer kommt es durch das fortschreitende Absterben von Nervenzellen im Gehirn zu einem allmählichen geistigen und körperlichen Verfall des Betroffenen. Meist zeigen sich die ersten Symptome nach dem 65. Lebensjahr; Frauen sind doppelt so häufig betroffen wie Männer.

Symptome

Besonders Vergesslichkeit, Störung der Merkfähigkeit, Zerstreutheit und Störungen im sprachlichen Ausdruck. Orientierungsschwierigkeiten und Reizbarkeit. Selbstständigkeit wird zunehmend eingeschränkt.

Körperlich-seelische Funktionsebene

Der Neurotransmitter Acetylcholin ist der Sportler in unserem Körper und bringt Kraft, Leistung und Energie in unsere Nerven und Muskeln. Er stimuliert die Nerven, die Muskeln und sogar unsere Lernleistungen in der Schule oder im Beruf und steht so in einem unmittelbaren Zusammenhang zur Alzheimerischen Krankheit, bei der das Acetylcholin dramatisch schwindet. Im Gegenzug bilden sich fibrilläre Ablagerungen im Gehirn.

Es ist vergleichbar mit einer Braunkohle-Abbaugrube, die nach dem Abbau der Braunkohle mit allgemeiner Erdmasse wieder aufgeschüttet und resozialisiert wird.

Geistig-soziale Handlungsebene

Alzheimer-Erkrankung ist demnach Ausdruck einer Überwältigung von Informationen (Lernleistungen) einerseits und jahrzehntelanger Kompensation von Lebensprozessen, in deren Verlauf nur Graues gesammelt wurde, andererseits.

Bearbeitung

Hier ist Vorbeugung oberstes Gebot. Veränderung der „grauen bzw. grausamen" Lebensumstände hin zur Freude an dem, was man tut. Ähnlich einem inneren Freudentaumel, nachdem man seinen ersten Marathon gelaufen ist.

Angststörungen, Phobien und Panikattacken

Angststörungen sind psychische Störungen, bei denen die Furcht vor einem Objekt oder einer Situation oder unspezifische Ängste im Vordergrund stehen. Wenn es ein solches gefürchtetes Objekt oder eine Situation gibt, spricht man von einer Phobie. Den Phobien ist gemeinsam, dass die Betroffenen Ängste haben vor Dingen, vor denen Menschen ohne Angststörungen normalerweise keine Angst haben, die also normalerweise nicht als gefährlich gelten. Panikattacken sind spontan auftretende Angstattacken, die nicht auf ein spezifisches Objekt oder eine spezifische Situation bezogen sind.

Symptome

Spontan auftretende Angstattacken mit Herzklopfen, Schwindel, Schweißausbruch, Zittern, Mundtrockenheit, diffuse Angst mit Anspannung und Besorgnis. Atembeschwerden und Beklemmungsgefühl in der Brust.

Körperlich-seelische Funktionsebene

Die Quelle der Angst ist also unser Denken. Die Erregung des vegetativen Nervensystems mit all ihren eindrucksvollen und unangenehmen Symptomen wie Verkrampfung, Schwindel, Zittern, Schweißausbrüchen, Übelkeit, Harndrang usw. ist lediglich die Folge dieses Denkens.

Geistig-soziale Handlungsebene

Angst ist kein isoliertes Problem, sondern sie ist eingebettet in eine individuelle Lebensgeschichte von Erfüllung oder Nicht-Erfüllung von Integration, Beziehungen, Autorität gegenüber Anderen und hat damit zu tun, wie das soziale Umfeld mit Stress und belastenden Bedingungen, mit unbekannten oder überraschenden Situationen, mit der Bewertung durch andere Menschen usw. umgegangen ist. Hinter jeder Angst steht eine zwischenmenschliche Beziehung, eine Person aus unserem sozialen System.

Bearbeitung

Gesundheit erlangen wir, wenn wir uns unserer Fähigkeiten bewusst sind und uns ungeachtet fremder Einflüsse und Wünsche innerhalb unserer Grenzen bewegen. Es gilt, stets einen Ausgleich zwischen unseren Ängsten und Wünschen zu schaffen, damit wir zu einer ausgewogenen Haltung und Gesundheit kommen.

Arteriosklerose

Als Arteriosklerose wird eine fortschreitende krankhafte Veränderung der Arterien als Folge von Ablagerungen in den Gefäßwänden bezeichnet. Dadurch kommt es zu einer Verengung der betroffenen Blutgefäße mit erhöhter Gefahr des Arterienverschlusses.

Symptome

In der Mehrzahl der Fälle verursacht die Arteriosklerose selbst keine Beschwerden. Jedoch entwickeln sich typische Folgeerkrankungen, die dann ein Beschwerdebild hervorrufen, z. B. ein Schmerz in der Brust, der durch eine Durchblutungsstörung des Herzens ausgelöst wird.

Körperlich-seelische Funktionsebene

Die Arterien (Schlagadern) gehören zum Gefäßsystem, das die Versorgung unseres Körpers gewährleistet. Diese Thematik verursacht eine Empfindlichkeit darüber, ob man dem Anderen von Nutzen sein kann, wie man ist und wo man ist, um auch selbst Versorgung vom Anderen zu erfahren.

Geistig-soziale Handlungsebene

Aufgrund des Diskurses über die Lebensführung von gemeinsamem Nutzen und gegenseitiger Versorgung in Partnerschaft oder Familie zieht man sich mehr und mehr von dem Anderen zurück. Man hat verstärkt gegensätzliche Meinungen und ist nicht mehr bereit, dem scheinbaren Druck des Anderen nachzugeben. Im Gegenteil, man muss sich ja gegenüber dem „Eindringling" tatkräftig wehren, weil er einen ja überhaupt nicht mehr versteht. Da hilft nur, sich ordentlich einzumauern!

Es kommt zu verstärkten LDL-Cholesterin-Ablagerungen in den Arterien.

Bearbeitung
Jetzt braucht es einen Coach, der uns von unseren alten Vorstellungen und Einstellungen entbindet und die Mauern zum Einsturz bringt. Denn unser Denken kann Mauern zum Einstürzen bringen, Krankheiten besiegen und unsere Ängste und Zwänge lösen.

Arthritis (Chronische Polyarthritis)

Die Arthritis ist eine chronisch entzündliche Gelenkerkrankung, zunächst beginnend in den Finger- oder Zehengelenken, die eine fortschreitende Deformierung und Unbeweglichkeit mehrerer Gelenke zur Folge hat. Im weiteren Verlauf können auch Knie-, Schulter- und Hüftgelenke betroffen sein.

Symptome
Die Gelenke schwellen an und sind überwärmt, weshalb eine Rötung an den betroffenen Gelenken hinzukommen kann. Weitere Symptome sind Abgeschlagenheit, Muskelschmerzen, erhöhte Temperatur und nächtliches Schwitzen.

Körperlich-seelische Funktionsebene
Die Gelenke gehören zum Gerüst des Körpers, das die Stabilität und Fortbewegung als Thematik hat. Dieser Umstand verursacht eine Empfindlichkeit darüber, ob

man dem Anderen Rückhalt geben kann, wie man ist und wo man ist, um selbst Rückhalt für seine eigenen Lebens-Bewegungen zu erfahren.

Geistig-soziale Handlungsebene

Chronische Polyarthritis besagt, dass man sich auf unliebsame Standortbedingungen (Knie), auf unliebsame Bedingungen der Sexualität (Hüfte/Becken), auf unliebsame Einschränkungen des eigenen individuellen Freiraums (Extremitäten/Finger) eingelassen hat, nachgegeben hat, sich aber dennoch nicht integriert erfährt. Die Gelenkentzündung bedeutet, dass man sich vergeblich den sozialen Bedingungen gebeugt hat, um soziale Akzeptanz zu erfahren, und über diesen Umstand und über sich selbst erzürnt ist.

Bearbeitung

Erkennen, dass der Andere die eigene Beweglichkeit einengt! Nimmt ein, ohne auszugeben. Das „Mitgefühl mit dem Anderen" umgestalten in ein „Mitgefühl mit mir"! Freiraum erkämpfen!

Arthrose

Als Arthrose bezeichnet man Abnutzungserscheinungen in den Gelenken, die Schmerzen verursachen und im weiteren Verlauf oft auch die Beweglichkeit beeinträchtigen.

Symptome

Schmerzen durch Abwinkeln oder Anziehen eines Gelenks, die wieder vergehen, wenn die Position gewechselt wird.

Körperlich-seelische Funktionsebene

Die Gelenke gehören zu dem „Gerüst des Lebens", das die Stabilität und Fortbewegung als Thematik hat. Dieser Umstand verursacht eine Empfindlichkeit darüber, ob man dem Anderen Rückhalt geben kann, wie man ist und wo man ist, um selbst Rückhalt für seine eigenen Lebens-Bewegungen zu erfahren.

Geistig-soziale Handlungsebene

Man verwendet einen großen Teil seiner Lebensbewegung darauf, dass man von dem Anderen nicht ganz eingenommen wird. Angst vor Durchdringung vom Anderen.

Bearbeitung

Sich nicht länger als Getriebener fühlen und die grenzübergreifenden Bewegungen des Anderen aussitzen! Die Endung -ose im Wort „Arthrose" deutet auf einen abbauenden Prozess hin. Sich nicht „geschlagen" geben und das Leben aussitzen, sondern seinen eigenen Lebensraum gegenüber dem Anderen erkämpfen!

Asthma bronchiale

Asthma bronchiale ist eine anhaltende Entzündung der Atemwege, die mit einer Überempfindlichkeit der Bronchien einhergeht und über eine Verengung der Atemwege zu Husten, Kurzatmigkeit und anfallsweiser Atemnot führt.

Symptome

Die vier Leitsymptome sind Husten, pfeifendes oder brummendes Atemgeräusch, Engegefühl im Brustkorb und Kurzatmigkeit.

Körperlich-seelische Funktionsebene

Das Atmungssystem ist die Verbindung mit der Umgebung und ist ein Subsystem in der Thematik der Versorgung und des Nutzens. Wenn wir in diesem Sinne die Bronchien (Röhrensystem zu den Lungenbläschen) wie einen jungen Trieb sehen, der aus dem Boden in öffentliches Erscheinen und in Kontakt tritt, dann verstehen wir die Empfindlichkeit in der notwendigen Begegnung mit dem Anderen und die Gefahr, von den Anderen ausgenutzt zu werden und sich als Opfer zu erfahren. Erscheinen und Kontaktaufnahme bergen auch große Gefahren. Kann sich als künftiges Opfer fühlen, das ausgenutzt werden kann, allein weil es in Erscheinung tritt.

Geistig-soziale Handlungsebene

Asthma bronchiale ist Ausdruck holpriger Lebensbewegungen und bedrückender Lebensräume. Man hat sich als „Opfer", das vom Anderen ausgenutzt wurde, erkannt, aber man handelt nicht entsprechend aggressiv zurück. Man ist nicht wirklich dem „Täter" gegenüber aktiv. Man weicht aus, vielfach in einen verwirrenden Ideenreichtum, anstatt das Notwendige zu tun. Jetzt kommt es zu einer negativen Rückkopplung in unseren Bronchien. Die Schleimhaut ist jetzt aktiver als sonst, verengt damit die Bronchien, es kommt zu vermehrter Schleimbildung und es beginnt ein ewiger Kreislauf.

Bearbeitung

Beendigung des Opfer-Täter-Spiels! Rückbesinnung auf seinen eigenen Lebenstraum mit eigenen Bewegungen und Begegnungen! Sich selbst zuerst nützlich sein und versorgen, dann können wir auch Anderen nützlich sein! Nach dem Motto: „Im Falle eines Druckverlustes fallen automatisch Sauerstoffmasken aus der Kabinendecke. Ziehen Sie die Maske ganz an sich heran und drücken Sie die Öffnung fest auf Mund und Nase, *danach* helfen Sie Kindern bei dem Anlegen der Maske!"

Basedow-Krankheit

Die Basedow-Krankheit (Morbus Basedow) ist eine Autoimmunkrankheit der Schilddrüse, die zu einer Schilddrüsenüberfunktion als Leitsymptom führt.

Symptome

Überschwemmung des Körpers mit Schilddrüsenhormonen, wodurch die Stoffwechsel-prozesse gesteigert werden und es zur Gewichtsabnahme, Zittern der Hände und allgemeiner Unruhe kommt. Die Augäpfel treten aus ihren Höhlen hervor. Eventuell teigige Schwellungen an Händen und Fingern.

Körperlich-seelische Funktionsebene

Die Schilddrüse gehört zu den inneren Organen, die die Versorgung unseres Körpers gewährleisten. Diese Thematik verursacht eine Empfindlichkeit darüber, ob man dem Anderen von Nutzen sein kann, wie man ist und wo man ist, um auch selbst Versorgung von dem Anderen zu erfahren.

Geistig-soziale Handlungsebene

Die Schilddrüse erscheint in der Evolution erst bei den Amphibien-Tieren, die gleichzeitig am Land und im Wasser leben können. Die Schilddrüse steht also für expansive Wünsche im Sinne einer Selbstverwirklichung, die nun in der Partnerschaft zum Erliegen kommen. Der Andere nimmt mit seiner persönlichen Biografie in der Partnerschaft so viel Platz ein (z. B. Suizidgefahr), dass man seine eigenen Wünsche nicht mehr lebt, andererseits aber auch Alternativen ablehnt („Im Bannkreis des Anderen").

Bearbeitung

Den „scheinbaren Eigenausdruck", dass das eigene Dasein Gewicht in der Partnerschaft hat, erkennen und auflösen und damit kraftvoll den Bannkreis des Anderen durchbrechen!

Bauchspeicheldrüsenentzündung (Pankreatitis)

Eine chronische Bauchspeicheldrüsenentzündung äußert sich durch schubweise auftretende Oberbauchschmerzen und Verdauungsstörungen. Sie schädigt die Zellen, wodurch die Funktion des Organs eingeschränkt ist. Im Idealfall regeneriert sich die Bauchspeicheldrüse nach überstandener Krankheit wieder vollständig. Bei chronischer Bauchspeicheldrüsenentzündung wird zunehmend das Bauchspeicheldrüsengewebe zerstört.

Symptome
Plötzlich schubweise auftretende Oberbauchschmerzen, Blähungen, Übelkeit, Erbrechen.

Körperlich-seelische Funktionsebene
Mit dem Ausschütten einer Vielzahl an Enzymen ist die Bauchspeicheldrüse ein Beziehungsstifter, der die Beziehungen zwischen den Anderen angleicht (Enzyme) oder verstärkt (Hormon Insulin) und so den Weg ebnet für Orientierung, Annäherung und Anpassung in Beziehungen. Bei einer Bauchspeicheldrüsenentzündung kommt es zur Aktivierung der Enzyme innerhalb der Bauchspeicheldrüse, was zur Selbstverdauung des Organs führt.

Geistig-soziale Handlungsebene
Eine chronische Bauchspeicheldrüsenentzündung ist Ausdruck von „brennenden Beziehungen" zufälliger Zuwendung oder Abwendung des Anderen. In der Hitze eigener, konkreter Vorstellungen, wie Beziehungen zu sein haben, *entzündet* und im krampfhaften Festhalten

der Beziehungen degeneriert sich unser Leben und die Bauchspeicheldrüse als Beziehungsstifter verdaut sich selbst.

Bearbeitung

Ein „Mitgefühl mit sich selbst" entwickeln! Sein Leben neu „be-stricken" statt sich mit Anderen zu „ver-stricken"! Fehler als Teil unseres Lebens integrieren!

Bauchspeicheldrüseninsuffizienz (Pankreasinsuffizienz)

Als Pankreasinsuffizienz wird eine Erkrankung der Bauchspeicheldrüse bezeichnet, die mit einer ungenügenden Produktion von Verdauungsenzymen einhergeht.

Symptome

Ausgeprägte Verdauungsstörungen mit Gewichtsverlust oder mangelnder Gewichtszunahme bei Kindern.

Körperlich-seelische Funktionsebene

Mit dem Ausschütten einer Vielzahl an Enzymen ist die Bauchspeicheldrüse ein Beziehungsstifter, der die Beziehungen zwischen den Anderen angleicht (Enzyme) oder verstärkt (Hormon Insulin) und so den Weg ebnet für Orientierung, Annäherung und Anpassung in Beziehungen. Geht es in dem Bindegewebe um Abgrenzung (gegen Fremdkontrolle) gegen die Anderen, geht es bei der Bauchspeicheldrüse (für Selbstkontrolle) um Angleichung und Konformation mit den Anderen.

Geistig-soziale Handlungsebene

Zwischenmenschliche Beziehungen und Bindungen sind von entscheidender Bedeutung und keine „verzichtbare Folklore". Erwachsene, aber ganz besonders Kinder, die längere Zeit keine Bezugspersonen hatten und demnach keine Beziehungen knüpfen und leben konnten, weisen im späteren Leben neuropsychologische und organische Entwicklungsstörungen in der Emotionalität (Beziehungen) und in der „Organmotorik" auf.

Durch Rücksichtslosigkeit des Anderen aller Beziehungen von Erfüllung, Integration, Autorität, Darstellung etc. beraubt, gibt man sich und die Herstellung von Enzymen auf.

Bearbeitung

Endzeitstimmung verdeutlichen und durch neue Gültigkeiten von Erfüllung, Integrität, Identität, Beziehungen etc. ersetzen! Wissen und Beziehungen vermitteln, *wie* man Herr der Lage wird!

Bauchspeicheldrüsenkrebs

Bei Bauchspeicheldrüsenkrebs handelt es sich um eine bösartige Tumorerkrankung, die als besonders aggressiv und als der dritthäufigste Tumor des Verdauungstraktes nach Darmkrebs und Magenkrebs gilt.

Symptome

Zunächst oft ohne Symptome. Uncharakteristische Beschwerden wie Übelkeit und Verdauungsstörungen.

Körperlich-seelische Funktionsebene

Mit dem Ausschütten einer Vielzahl an Enzymen ist die Bauchspeicheldrüse ein Beziehungsstifter, der die Beziehungen zwischen den Anderen angleicht (Enzyme) oder verstärkt (Hormon Insulin) und so den Weg ebnet für Orientierung, Annäherung, Anpassung in Beziehungen.

Geistig-soziale Handlungsebene

Bauchspeicheldrüsenkrebs ist demnach nicht in erster Linie Ausdruck eines zerstörerischen Zellwachstums, sondern Ausdruck einer zerstörerischen sozialen Interaktion zwischen den eigenen *Beziehungswünschen* und fremden Beziehungsvorstellungen. Der Krebs ist somit *„konsensueller Ausdruck"* einer widerwilligen Unterordnung der eigenen Beziehungswünsche im Sinne der Beziehungsvorstellungen des Anderen. Man fühlt sich in seinen Beziehungswünschen unbeachtet gegenüber den Beziehungsvorstellungen, die man im Zweck des Anderen erfüllt.

Bearbeitung

Operation und Chemotherapie sind jetzt lebenswichtig. Doch mindestens ebenso wichtig ist es, der Ursache *systematisch* und *systemisch* nachzugehen und sie aufzulösen. Das Ganze ist eben mehr als nur die Summe seiner Teile. Es reicht eben nicht, nur die Symptome zu bekämpfen. Das wäre vergleichbar mit dem Abstellen eines Brandmelders, damit ist aber das Feuer noch lange nicht gelöscht. Die Konsequenz wäre ein jahrelanger Kampf mit dem Krebs. Die Differenzen von Beziehungswünschen und -vorstellungen aufarbeiten! Neue Beziehungen finden und leben!

Blasenentzündung

Meist ist die Harnblase durch bakterielle Infektionen entzündet. Dies äußert sich durch Schmerzen und Brennen beim Wasserlassen.

Symptome
Gesteigerter und häufiger Harndrang, wobei nur geringe Mengen ausgeschieden werden.

Krampfartige Schmerzen sowie Brennen beim Wasserlassen.

Körperlich-seelische Funktionsebene
Als ein inneres Organ zeigt die Harnblase eine Empfindlichkeit darüber, ob man dem Anderen von Nutzen sein kann, um auch selbst Versorgung vom Anderen zu erfahren. Unser Sprechen ist Ausdruck von Nützlichkeit gegenüber dem Anderen. Sprechen wir mit, wo wir nicht mitsprechen wollen, oder sprechen wir nicht mit, wo wir eigentlich mitsprechen möchten, kommt es zu Störungen in der Harnblase.

Geistig-soziale Handlungsebene
Immer wiederkehrende Blasenentzündungen sind Ausdruck von „brennenden Worten", die wir dem Anderen sagen müssten, was wir aber nicht tun. Den Glauben an sich selbst verloren gegenüber der rücksichtslosen Willkür des Anderen. Eine Partnerschaft zwischen „Himmel und Hölle", ohne dass darüber gesprochen wird!

Bearbeitung

Nicht länger einen Spagat zwischen den eigenen Sehnsüchten und der Willkür des Anderen versuchen! Ein Spagat kann uns zerreißen – die permanente Zerreißprobe in der Partnerschaft beenden! Sich selbst gewinnen!

Blasenkrebs

Die Harnblase ist ein Hohlorgan, das als Zwischenspeicher mit einem Fassungsvermögen von ca. 500 bis 800 ml für den Urin dient und den Harn willentlich, unter Kontrolle des zentralen Nervensystems, in Abhängigkeit von inneren und äußeren Reizen und nur von Zeit zu Zeit abgibt.

Symptome

Blut im Urin. Vermehrter Harndrang, Schmerzen beim und nach dem Wasserlassen.

Körperlich-seelische Funktionsebene

In der Körpersoziologie ist die Blase der „emotionale Sprecher" und als Teil der inneren Organe empfindlich darüber, ob man dem Anderen von Nutzen sein kann, um auch selbst Versorgung vom Anderen zu erfahren. Das Sprechen ist hier also Ausdruck von Nützlichkeit gegenüber dem Anderen. Sprechen wir also darüber, worüber wir nicht sprechen wollen, oder sprechen wir nicht darüber, worüber wir eigentlich sprechen möchten, kommt es zu Störungen in der Harnblase.

Geistig-soziale Handlungsebene

Blasenkrebs ist demnach Ausdruck einer zerstörerischen Kommunikation über ein sehr emotionales Thema. In bewusster Absicht wurde von dem Betroffenen jahrelang nicht darüber gesprochen, dass zum Beispiel der Andere schwer psychisch krank ist. Im Sinne bzw. im Zweck des Anderen wurde nicht über das große Leid in der Familie und zwischen den Partnern gesprochen.

Bearbeitung

Operation und Chemotherapie sind jetzt lebenswichtig. Doch mindestens ebenso wichtig ist es, der Ursache *systematisch* und *systemisch* nachzugehen und sie aufzulösen. Das Ganze ist eben mehr als nur die Summe seiner Teile. Es reicht eben nicht, nur die Symptome zu bekämpfen. Das wäre vergleichbar mit dem Abstellen eines Brandmelders, damit ist aber das Feuer noch lange nicht gelöscht. Die Konsequenz wäre ein jahrelanger Kampf mit dem Krebs. Es muss endlich über das eigentliche Thema, das bisher im Zweck des Anderen verschwiegen wurde, gesprochen werden. Erst so kann in der Partnerschaft mit dem Anderen eine neue Lebensmelodie gefunden werden, in der sich beide Partner erfüllen können.

Bluthochdruck

Der ideale Blutdruckwert von Erwachsenen liegt nach den Richtlinien der Weltgesundheitsorganisation (WHO) bei 120/80 mmHg. Bluthochdruck besteht nach Definition der Experten, wenn bei mehrmaligen Messungen Werte über 140/90 mmHg gemessen werden. Bluthochdruck ist direkt oder indirekt Ausdruck einer Reihe von Organ- und Gefäßerkrankungen, so zum Beispiel für Arteriosklerose, koronare Herzkrankheit und Nierenfunktionsstörungen.

Symptome

Verursacht in der Regel keine Symptome. Warnzeichen sind Schwindel, Herzklopfen, Atemnot bei Belastung oder Sehstörungen.

Körperlich-seelische Funktionsebene

Bluthochdruck ist mit dem Naturstoff Cholesterin in unserem Körper aufs engste verbunden: Cholesterin kommt nur in tierischen und menschlichen Zellen vor, wo es darum geht, Räume voneinander abzugrenzen und so differenzierte Organ-Funktionen in friedlicher Koexistenz überhaupt erst zu ermöglichen.

Geistig-soziale Handlungsebene

Aufgrund eines verdrängten Unfriedens über die Lebensführung von gemeinsamem Nutzen und gegenseitiger Versorgung in Partnerschaft oder Familie gelingt es einem nicht mehr, den Lebensrahmen zu gestalten, den man sich vorgestellt hat und mit dem Partner zusammen gestalten wollte. Man arrangiert sich, aber man hat sich nicht den gewünschten Lebensrahmen geben können – jetzt baut LDL-Cholesterin den Rahmen in unserem Körper. Die Arterien verengen sich und der Blutdruck steigt.

Bearbeitung

Jetzt braucht es einen Coach, der uns von unseren alten Vorstellungen und Einstellungen zu unserem Lebensrahmen entbindet. Denn unser Denken kann Mauern zum Einstürzen bringen, Krankheiten besiegen und unsere Ängste und Zwänge lösen.

Bronchitis, chronische

Handelt es sich bei einer akuten Bronchitis um eine harmlose Entzündung der Bronchialschleimhaut, die im Rahmen einer Erkältungskrankheit auftritt, besteht bei der chronischen Bronchitis eine permanente Entzündung der Bronchialschleimhaut, die zu schweren Schäden an Lunge und Herzen führen kann. Auch wenn das Rauchen und staubige Luft am Arbeitsplatz als Hauptursachen für Bronchitis gelten, sollten wir den soziologischen Hintergrund betrachten. Denn auch Nichtraucher erkranken an Bronchitis.

Symptome

Husten und Schleimauswurf über längere Zeit, meist am Morgen. Atemgeräusche, Engegefühl in der Brust.

Körperlich-seelische Funktionsebene

Das Atmungssystem ist die Verbindung mit der Umgebung und ist ein Subsystem in der Thematik der Versorgung und des Nutzens. Wenn wir in diesem Sinne die

Bronchien (Röhrensystem zu den Lungenbläschen) wie einen jungen Trieb sehen, der aus dem Boden in öffentliches Erscheinen und in Kontakt tritt, dann verstehen wir die Empfindlichkeit in der notwendigen Begegnung mit dem Anderen und die Gefahr, von den Anderen ausgenutzt zu werden und sich als Opfer zu erfahren. Erscheinen und Kontaktaufnahme bergen auch große Gefahren. Kann sich als künftiges Opfer fühlen, das ausgenutzt werden kann, allein weil es in Erscheinung tritt.

Geistig-soziale Handlungsebene

Chronische Bronchitis ist Ausdruck holpriger Lebensbewegungen und „drückender" Lebensräume. Um nicht als „Opfer" in seinem Leben zu enden, schreitet man aktiv, fast aggressiv gegen sich selbst, zur Tat. Spiegelt in sozialer Hinsicht das Krankheitsbild „Asthma bronchiale" das Opfer wider, findet man bei dem Krankheitsbild „Bronchitis" den Täter im positiven Sinne wieder. Man packt kraftvoll an, auch im Leben der Anderen! Kampf- und krampfhaftes Festhalten an Vorstellungen. In der Hitze seiner Vorstellungen werden die Bronchialschleimhäute immer dünner (Insuffizienz) und die Anderen in seinem Lebensraum immer dicker (Übergewicht).

Bearbeitung

Beendigung des Opfer-Täter-Spiels! Rückbesinnung auch auf den Anderen! Nicht nur seinem ureigenen Selbsterhaltungsdruck nachkommen, sondern sich auch den Vorstellungen der Anderen öffnen! Gilt bei Asthma bronchiale das Motto: „Im Falle eines Druckverlustes fallen automatisch Sauerstoffmasken aus der Kabinendecke. Ziehen Sie die Maske ganz an sich heran und drücken Sie die Öffnung fest auf Mund und Nase, *danach* helfen Sie Kindern bei dem Anlegen der Maske!", dann gilt bei Bronchitis: „Bei allem Selbsterhaltungsdruck das Kind nicht vergessen!"

Brustkrebs

Bei Brustkrebs geht der bösartige Tumor in der Regel vom Drüsenanteil des Brustgewebes, meist von den Milchgängen, aus.

Symptome
Ein tastbarer, verhärteter oder leicht verdickter Knoten in der Brust ist meist der erste Hinweis.

Körperlich-seelische Funktionsebene
Die weibliche Brust gehört zu den Geschlechtsorganen, die allesamt die Fortpflanzung als Thematik haben. Dieser Umstand verursacht eine Empfindlichkeit gegenüber dem anderen Geschlecht in dem Sinne, ob man dem Anderen oder sich selbst *Erfüllung* geben kann, wie man ist und wo man ist, um auch selbst Erfüllung zu erfahren. Die weibliche Brust repräsentiert demnach die Erfüllung im Geben von Zuwendung und in logischer Konsequenz auch den Anspruch auf Zuwendung von Anderen aus dem sozialen Umfeld.

Störungen zeigen, dass man sich *im Verlangen nach Erfüllung von Fürsorge und Zuwendung verausgabt* hat. *Wie* man sich verausgabt hat, zeigen die Krankheitsformen.

Geistig-soziale Handlungsebene

Mit der sozialen Überschrift „Im Zweck des Anderen" ist der Brustkrebs demnach nicht ein Ausdruck biochemischer Störungen in unserem Körper, sondern in erster Linie ein Ausdruck menschlicher Beziehungsstörungen zwischen eigenen Erfüllungswünschen und den Erfüllungsansprüchen des Anderen auf Fürsorge und Zuwendung. Es ist der *„konsensuelle Ausdruck"*, im Sinne des Anderen Fürsorge und Zuwendung zu geben und nicht in unserem ureigenen Sinne. Die Folge sind Unterordnung und unterdrückter Unmut, der zu einer negativen Rückkopplung in unserem Körper führt, genau in dem Teil unseres Körpers, der die soziale Bewegung repräsentiert. Unterordnung und Unmut gegenüber dem Partner, den Kollegen am Arbeitsplatz und ganz besonders auch uns selbst gegenüber. Unmut über das, was wir selbst machen, aber nie wirklich machen wollten. Mangelnde Zuwendung zu uns selbst.

Bearbeitung

Operation und Chemotherapie sind jetzt lebenswichtig. Doch mindestens ebenso wichtig ist es, der Ursache *systematisch* und *systemisch* nachzugehen und sie aufzulösen. Das Ganze ist eben mehr als nur die Summe seiner Teile. Es reicht eben nicht, nur die Symptome zu bekämpfen. Das wäre vergleichbar mit dem Abstellen eines Brandmelders, damit ist aber das Feuer noch lange nicht gelöscht. Die Konsequenz wäre ein jahrelanger Kampf mit dem Krebs. Wichtig ist jetzt, dass man seine Vorstellungen von Fürsorge und Zuwendung vom Anderen erfüllt bekommt oder sich trennt.

Burn-out-Syndrom

Ein Burn-out-Syndrom ist ein Zustand ausgesprochener emotionaler Erschöpfung mit reduzierter Leistungsfähigkeit, der als Endzustand einer Entwicklungslinie bezeichnet werden kann, die mit idealistischer Begeisterung beginnt und über frustrierende Erlebnisse zu Desillusionierung und Apathie, psychosomatischen Erkrankungen und Depression oder Aggressivität und einer erhöhten Suchtgefährdung führt. Burn-out kann nahezu alle sozialen Gruppen treffen – von Schülern über Forscher bis hin zu Arbeitslosen und Rentnern sind Krankheitsfälle bekannt.

Symptome
Erschöpfung, Nichtbeachten eigener Bedürfnisse, Beschränkung sozialer Kontakte, Schlafstörungen, Hyperaktivität, Angstzustände, sexuelle Störungen, zunehmende Infektanfälligkeit, Magen-Darm-Leiden, Herz- und Kreislaufstörungen.

Körperlich-seelische Funktionsebene
Bekannte Sportler wie Sven Hannawald (Skispringer) oder Sebastian Deisler (FC Bayern München) sind Beweis genug dafür. Jeder, der sich im Alltag festgefahren fühlt, unzufrieden mit sich selbst und seinem Tun ist und trotzdem nichts dagegen tut, unterdrückt sich selbst und seinen ganz individuellen Lebenssinn.

Wer dabei mehr auf die Form, wie Beförderung, finanziellen Status, beste Mutter, erfolgreichster Sportler usw., achtet als auf den Inhalt, gerät schnell in eine sinnlose Quälerei. Doch wir kämpfen in unserem

Leben nicht allein um unser Dasein, sondern um den Sinn unseres Daseins. Ein Selbstmörder sieht vielleicht in seinem Leben keinen Sinn mehr, dafür aber im Sterben. Sonst würde er sich nicht das Leben nehmen. Ihm erscheint das Leben sinnlos, das Sterben jedoch sinnvoll.

Geistig-soziale Handlungsebene

Der Kern des Problems liegt nicht in der täglichen Arbeit, sondern mit welchem Lebenssinn wir das tun, was wir glauben, tun zu müssen. Aus systemischer Sicht sind die psychischen und physiologischen Symptome Ausdruck einer mangelhaften Passgenauigkeit von Mensch, Lebenssinn und Lebensumgebung. Diese bewusst oder unbewusst selbst verursachte mangelhafte Passgenauigkeit von Selbstbewusstsein und dem eigenen Platz in der Gesellschaft, in der Arbeitswelt, in der Familie, in der Schulklasse und im Sport führt jeden von uns früher oder später in die aufgezählten Symptome.

Bearbeitung

Das Pendant von Burn-out-Opfern sind nicht Müßiggänger, sondern Menschen, die bei sich selbst sind. Für diese Menschen ist das entscheidende Ziel nicht der sinnlose Status, sondern der sinnvolle Inhalt ihres Lebens.

Bulimie

Bulimie gehört zusammen mit der Magersucht zu den Essstörungen, betrifft die Nahrungsaufnahme oder deren Verweigerung und hängt mit psychosozialen Störungen und mit der Einstellung zum eigenen Körper zusammen. Siehe auch „Heißhunger"!

Symptome
Häufig Heißhungerattacken mit anschließendem, künstlich herbeigeführtem Erbrechen.

Körperlich-seelische Funktionsebene
Die Quelle unseres Heißhungers ist unsere Empathie über die augenblickliche Lebenssituation, auf die wir keine geeignete Antwort in uns finden und über die wir frustriert sind.

Geistig-soziale Handlungsebene
Begegnung von *Sehnsucht* nach Eigenständigkeit und *Schüchternheit* gegenüber dem einnehmenden Wesen der Mutter. Schwankend zwischen brennender Sehnsucht nach eigenem Leben und der Angst, die Mutter zu enttäuschen, die doch alles für einen gemacht hat – leider auch zu viel.

Bearbeitung
Aktive Aktionen zur Selbstfindung durchführen! Angst vor der Konfrontation mit der Mutter auflösen! Selfness (Sich-um-sich-selbst-Bemühen) statt Wellness!

Colitis ulcerosa

Colitis ulcerosa gehört zu den chronisch, meist in Schüben verlaufenden Darmerkrankungen. Dabei bilden sich in der Dickdarmschleimhaut zahlreiche Entzündungsherde.

Symptome
Blutig-schleimende Durchfälle, schmerzhafte Darmentleerung, oft krampfartige Bauchschmerzen.

Körperlich-seelische Funktionsebene
Als ein Organ des Verdauungstraktes zeigt auch der Dickdarm eine Empfindlichkeit darüber, ob man dem Anderen von Nutzen sein kann, um auch selbst Versorgung vom Anderen zu erfahren. Sein Machen (der Macher) ist Ausdruck von Nützlichkeit gegenüber dem Anderen. Machen wir mit, wo wir nicht mitmachen wollen, oder machen wir nicht mit, wo wir eigentlich mitmachen möchten, kommt es zu Störungen im Dickdarm.

Geistig-soziale Handlungsebene
Kann sich im Bannkreis des Anderen nicht als Macher seines Lebens etablieren, lehnt aber Alternativen ab. Fühlt sich unfähig und unmündig, sich als Macher zu zeigen, gibt aber dem Anderen die Schuld dafür, dass man es eben nicht leben könnte. Autoaggressiver Prozess. Colitis ulcerosa wird als Autoimmunkrankheit gegen die Darmflora klassifiziert.

Bearbeitung
Vertrauen zu sich selbst gewinnen und damit den Bannkreis des Anderen durchbrechen! Seine Lebensaufgabe finden und sich damit als Macher zeigen!

Depressionen

Depressionen sind akute, chronische oder episodische Störungen unserer Grundstimmung bzw. Stimmungslage und gehören zu den psychischen Erkrankungen.

Symptome

Antriebshemmung, innere Unruhe, Schlafstörungen und allgemeine Stimmungseinengung. Auch kann es zu Vitalstörungen wie Appetitlosigkeit, Gewichtsabnahme oder -zunahme (Kummerspeck) kommen.

Körperlich-seelische Funktionsebene

Chronischer Stress führt über eine andauernde Stimulation der Hypothalamus-Hypophysen-Nebennieren-Achse (HHN-Achse) zu einer übermäßigen Ausschüttung von Glucocorticoiden ins Blut. Bei Depressiven lassen sich überhöhte Mengen des Stresshormons Cortisol im Blut und Urin nachweisen. Deshalb besteht ein Zusammenhang zwischen Stress und dem Auftreten von Depressionen.

Geistig-soziale Handlungsebene

Nach systemischer Sicht verbirgt sich hinter dem schulmedizinischen Etikett eine Stresssituation, verbunden mit existentieller Frustration, das heißt, bereits im frühkindlichen Stadium gab es eine subjektiv empfundene Bedrohung der eigenen Existenz (Schock), die dann in den fortschreitenden Jahren umschlug in Angst, nicht genügend Anerkennung zu bekommen (Angsterkrankung), und in der Gegenwart im zwischenmenschlichen Beziehungschaos (Zwang) versinkt.

Bearbeitung

Das Abschmelzen eines Lebenskonflikts und das Vordringen zu den auf Eis gelegten Gefühlen ist harte seelische Arbeit. Die Belohnung ist ein Leben in „selbstbewusster" Freiheit, verbunden mit der Hingabe an eine sinnvolle Lebensaufgabe. Die Depressionen werden überwunden im sinnhaften Finden der Vergangenheit, verbunden mit einer sinnvollen Zukunft. Je mehr unser Leben Sinn bekommt, umso stärker wachsen wir. Denn der Urgrund menschlichen Daseins ist nicht Chaos, sondern Sinnhaftigkeit.

Diabetes mellitus Typ 1

Diabetes mellitus ist eine chronische Stoffwechselerkrankung, bei der der Zuckergehalt im Blut infolge eines Mangels an dem Hormon Insulin erhöht ist. Zucker kann nicht mehr von den Zellen aufgenommen werden und verbleibt so im Blut. Ein Insulinmangel verweist auf eine Störung in der Bauchspeicheldrüse, die das Hormon Insulin herstellt.

Symptome
Großer Durst, Müdigkeit, Leistungsminderung und Gewichtsverlust.

Körperlich-seelische Funktionsebene
Mit dem Ausschütten einer Vielzahl an Enzymen ist die Bauchspeicheldrüse ein Beziehungsstifter, der die Beziehungen zwischen den Anderen _angleicht_ (Enzyme) oder <u>verstärkt</u> (Hormon Insulin) und so den Weg für

Orientierung, Annäherung, Anpassung in Beziehungen ebnet.

Geistig-soziale Handlungsebene

Der an Diabetes mellitus Typ 1 Erkrankte hat seine Rolle als Beziehungsverstärker zwischen ihm sehr lieben Menschen verloren, zum Beispiel als Beziehungsverstärker zwischen Mutter und Vater – und sein Insulin auch gleich.

Bearbeitung

Dem Betroffenen wieder eine Rolle als Beziehungsstifter und -verstärker verschaffen!

Diabetes mellitus Typ 2

Diabetes mellitus ist eine chronische Stoffwechselerkrankung, bei der der Zuckergehalt im Blut infolge eines relativen Mangels an dem Hormon Insulin erhöht ist. Zucker wird nur in geringen Anteilen von den Zellen aufgenommen. Der Rest verbleibt im Blut und es kommt zu einem erhöhten Blutzuckerwert. Es ist nicht ein Mangel an Insulin, sondern falsche Ernährung, wie zu häufige und zu zuckerreiche Mahlzeiten über den Tag verteilt.

Symptome

Wenn überhaupt, treten Symptome nur sehr gering ausgeprägt auf, wie Heißhungerattacken, Schwitzen und Kopfschmerzen.

Körperlich-seelische Funktionsebene

Mit dem Ausschütten einer Vielzahl an Enzymen ist die Bauchspeicheldrüse ein Beziehungsstifter, der die Beziehungen zwischen den Anderen _angleicht_ (Enzyme) oder verstärkt (Hormon Insulin) und so den Weg für Orientierung, Annäherung, Anpassung in Beziehungen ebnet.

Geistig-soziale Handlungsebene

Der an Diabetes mellitus Typ 2 Erkrankte hat eine Sehnsucht nach _bedingungsloser Zuwendung_ von seinem sozialen Umfeld, die er aber nicht bekommt, weshalb er sich zügellos der Schokolade zuwendet. Wenn wir als Eltern unseren Kindern nur Zuwendung geben, wenn sie sich so verhalten, wie wir es wünschen, müssen wir uns nicht wundern, wenn die Mehrzahl der Kinder zunehmend dicker wird. Das Gleiche gilt auch für Erwachsene. Wenn wir nur Zuwendung von unserem Partner bekommen, wenn wir seine Bedingungen erfüllen, dann haben wir Heißhunger auf etwas Süßes.

Bearbeitung

Die richtige Ernährungsform und in den Beziehungen wieder Orientierung und Annäherung finden.

Dickdarmkrebs

Bei Darmkrebs geht der bösartige Tumor vom Darmgewebe, meist im Bereich des Grimmdarms, eines Teils des Dickdarms, aus. Der Dickdarm ist ein Hohlorgan und der letzte Teil des Verdauungstraktes beim Menschen und hat die Aufgabe „Festmachen und Ausscheiden". Festmachen heißt Rückgewinnung von Wasser und Speicherung des Stuhlinhaltes bis zur Leerung. Er besitzt keine Zotten.

Symptome

Im Frühstadium meist ohne Symptome, später Blutbeimengungen im Stuhl, Bauchschmerzen, Müdigkeit, Kraft- und Gewichtsverlust.

Körperlich-seelische Funktionsebene

Als ein Organ des Verdauungstraktes zeigt auch der Dickdarm eine Empfindlichkeit darüber, ob man dem Anderen von Nutzen sein kann, um auch selbst Versorgung vom Anderen zu erfahren. Sein Machen (der Macher) ist Ausdruck von Versorgung und Nützlichkeit gegenüber dem Anderen. Machen wir mit, wo wir nicht mitmachen wollen, oder machen wir nicht mit, wo wir eigentlich mitmachen möchten, kommt es zu Störungen im Dickdarm.

Geistig-soziale Handlungsebene

Mit der sozialen Überschrift „Im Zweck des Anderen" ist der Dickdarmkrebs demnach nicht ein Ausdruck biochemischer Störungen in unserem Körper, sondern in erster Linie ein Ausdruck menschlicher Beziehungsstörungen zwischen dem Wunsch, Eigenes zu *machen*, und dem Anspruch des Anderen, es so *machen* zu müssen. Es ist der *„konsensuelle Ausdruck"*, im Zweck des Anderen zu *machen* und zu handeln und nicht in unserem ureigenen Sinne. Die Folge sind Unterordnung und unterdrückter Unmut, der zu einer negativen Rückkopplung in unserem Körper führt, genau in dem Teil unseres Körpers, der die soziale Bewegung repräsentiert. Man fühlt sich in seiner Präsenz als *„Macher"* unbeachtlich gegenüber dem Anderen.

Bearbeitung

Operation und Chemotherapie sind jetzt lebenswichtig. Doch mindestens ebenso wichtig ist es, der Ursache *systematisch* und *systemisch* nachzugehen und sie aufzulösen. Das Ganze ist eben mehr als nur die Summe seiner Teile. Es reicht eben nicht, nur die Symptome zu bekämpfen. Das wäre vergleichbar mit dem Abstellen eines Brandmelders, damit ist aber das Feuer noch lange nicht gelöscht. Die Konsequenz wäre ein jahrelanger Kampf mit dem Krebs. Wir müssen zurückfinden zu dem, was wir selbst machen wollen!

Dünndarmkrebs

Der Dünndarm leistet die Hauptarbeit der Verdauung. In ihm werden 90 % der Nährstoffe aus der Nahrung aufgespalten und in den Kreislauf entlassen. Der Schlüssel zu dieser Funktion liegt in der Diffusion der Nährstoffe. Eine Diffusion ist eine allmähliche Durchmischung verschiedener Substanzen durch die eigene Bewegung, ohne äußere Energieeinwirkung.

Symptome

Im Frühstadium meist ohne Symptome, später Blutbeimengungen im Stuhl, Bauchschmerzen, Müdigkeit, Kraft- und Gewichtsverlust.

Körperlich-seelische Funktionsebene

Als ein Organ des Verdauungstraktes zeigt auch der Dünndarm eine Empfindlichkeit darüber, ob man dem Anderen von Nutzen sein kann, um auch selbst Versorgung vom Anderen zu erfahren. Doch nur in seiner Eigenbewegung und Eigenwilligkeit (Persönlichkeit) kann man dem Anderen nützlich sein und die Versorgung sicherstellen. Wird die Eigenbewegung durch äußere Einwirkung von Fremdbewegungen des Anderen eingeschränkt, kommt es im Dünndarm zu Störungen.

Soziale Handlungsebene

Krebs gehört zur Krankheitskategorie Tumore und hat damit die soziale Überschrift *„Im Zweck des Anderen"*. Dünndarmkrebs ist Ausdruck einer zerstörerischen sozialen Interaktion zwischen dem Drang der Eigenbewegung und dem *Anspruch der Eigenbewegung des Anderen*. Der Krebs im Dünndarm ist somit *„konsensueller Ausdruck"* einer widerwilligen Unterordnung und eines unterdrückten Unmuts gegenüber der Zweckmäßigkeit der Eigenbewegung des Anderen. Man fühlt sich in seiner Präsenz als *eigene Persönlichkeit* unbeachtlich gegenüber der Persönlichkeit des Anderen.

Bearbeitung

Operation und Chemotherapie sind jetzt lebenswichtig. Doch mindestens ebenso wichtig ist es, der Ursache *systematisch* und *systemisch* nachzugehen und sie aufzulösen. Das Ganze ist eben mehr als nur die Summe seiner Teile. Es reicht eben nicht, nur die Symptome zu bekämpfen. Das wäre vergleichbar mit dem Abstellen

eines Brandmelders, damit ist aber das Feuer noch lange nicht gelöscht. Die Konsequenz wäre ein jahrelanger Kampf mit dem Krebs. Keine weitere „Zurückstellung" eigener Persönlichkeit. In der Partnerschaft gemeinsam eine neue Lebensmelodie finden, in der sich beide Partner erfüllen können!

Eierstockkrebs

Eierstockkrebs ist in der Regel von höchster Bösartigkeit, weil die Symptome meist spät auftreten, sodass die Diagnose oft erst im fortgeschrittenen Stadium gestellt wird.

Symptome

Lange Zeit keine Beschwerden. Dann Bauch- und Kreuzschmerzen oder Druckgefühl im Becken, Blutungen außerhalb des Bauchumfangs, Beschwerden beim Wasserlassen.

Körperlich-seelische Funktionsebene

Der Eierstock gehört zu den weiblichen Geschlechtsorganen, die allesamt die Fortpflanzung als Thematik haben. Dieser Umstand verursacht eine Empfindlichkeit gegenüber dem Streben und dem Ringen um selbstständige Bewegung **und Identität**. Es ist ein Ringen gegen fremde Vorstellungen unserer Identität im System, die uns übergestülpt werden, und um eigene Vorstellung unserer Identität in der Begegnung mit Anderen. Keine eigene Identität zu haben bedeutet, nicht zu existieren, wie man sein könnte!

Geistig-soziale Handlungsebene

Krebs gehört zur Krankheitskategorie Tumore und hat damit die soziale Überschrift *„Im Zweck des Anderen"*, hier im Zweck der männlichen Ansprüche gegenüber der Frau. Eierstockkrebs ist demnach nicht in erster Linie Ausdruck eines zerstörerischen Zellwachstums, sondern Ausdruck einer zerstörerischen sozialen Interaktion zwischen dem weiblichen *Erfüllungsdrang* nach selbstständiger Bewegung und Identität einerseits und dem *männlichen Erfüllungsanspruch* andererseits. Der Krebs im Eierstock ist somit *„sozialer Ausdruck"* davon, dass die Frau sich dem Anspruch des Mannes auf Lebenserfüllung unterordnet und sich damit ihren eigenen Drang nach Lebenserfüllung im Zweck ihres Mannes versagt.

Bearbeitung

Operation und Chemotherapie sind jetzt lebenswichtig. Doch mindestens ebenso wichtig ist es, der Ursache *systematisch* und *systemisch* nachzugehen und sie aufzulösen. Das Ganze ist eben mehr als nur die Summe seiner Teile. Es reicht eben nicht, nur die Symptome zu bekämpfen. Das wäre vergleichbar mit dem Abstellen eines Brandmelders, damit ist aber das Feuer noch lange nicht gelöscht. Die Konsequenz wäre ein jahrelanger Kampf mit dem Krebs. Keine weitere „Zurückstellung" eigener Lebenswünsche. Gemeinsam eine neue Lebensmelodie finden, in der sich beide Partner erfüllen können!

Eisenmangelanämie

Bei der Eisenmangelanämie liegt ein zu geringes Eisenangebot für die Bildung des roten Blutfarbstoffs (Hämoglobin) vor. Dadurch ist nicht nur das Hämoglobin vermindert, sondern auch die Zahl der roten Blutkörperchen (Erythrozyten), was zu einer Sauerstoffunterversorgung der Organe und des Gewebes führt.

Symptome

Rasche Ermüdbarkeit, Abgeschlagenheit, Konzentrationsschwäche, Kopfschmerzen und eine leichte Reizbarkeit. Erhöhte Infektanfälligkeit, Hautblässe.

Körperlich-seelische Funktionsebene

Eisen ist wichtig für die Blutbildung, für die Zellatmung und die Produktion von Energie in der Zelle. Blut ist damit der Treibstoff und versorgt jede einzelne Körperzelle mit Sauerstoff und Botenstoffen. Andererseits entsorgt es auch Schlacken und Kohlendioxid. Damit finden wir im Blut eine Empfindlichkeit darüber, ob man dem Anderen von Nutzen sein kann, um auch selbst Versorgung vom Anderen zu erfahren und schlussendlich auch sein eigenes *„Treiben"* leben zu können. Wird unser eigenes „Treiben" durch äußere Einwirkung von Fremdbewegungen des Anderen eingeschränkt, kommt es im Blut zu Störungen.

Geistig-soziale Handlungsebene

Durch das „extreme Treiben des Anderen" ist man selbst sehr empfindlich gegenüber Veränderungen geworden, man schätzt keine Überraschungen, ist beharrlich, ehrgeizig und erfüllt die Pflichten der Gemeinschaft mit dem Anderen über seine eigene Kraft hinaus. Man glaubt, dass man alleine nicht existieren kann. Angst, dem Anderen nicht zu gefallen oder seine extremen Bedingungen nicht zu erfüllen. Solidarität und Pflichterfüllung sind seine Identität – soziale Beliebigkeit ist abzulehnen.

Bearbeitung
Sich seiner eigenen Fähigkeiten bewusst werden und sich dem Leben gegenüber genügend „geschult" fühlen! Bei aller Solidarität, es darf auch ein Ich geben!

Epilepsie

Mit Epilepsie bezeichnet man ein Krankheitsbild mit mindestens einem spontan auftretenden Krampfanfall, der durch Entladungen von Neuronengruppen im Gehirn (ZNS) hervorgerufen wird.

Symptome
Plötzliche, unwillkürliche Verhaltens- und Befindensstörungen. Sturz, Verkrampfungen und rhythmische Zuckungen beider Arme und Beine.

Körperlich-seelische Funktionsebene
Das ZNS hat zum restlichen Körper ein anderes Milieu bzw. Rhythmus. Das ZNS ist der Vater, das PNS ist die Mutter. Wenn der Vater in regelmäßigen Abständen immer wieder versucht dem Kind seinen Rhythmus aufzudrängen, wissen wir bald selbst nicht mehr, was richtig oder falsch ist.

Geistig-soziale Handlungsebene

Die Spannung zwischen Widerstand des sozialen Umfeldes und dem ureigenen Selbsterhaltungsdruck bzw. Lebensbegeisterung entlädt sich nach innen (Epilepsie, Krampfen außerhalb der Kontrolle) oder nach außen (Aggressivität, völlig außer Kontrolle).

Bearbeitung

Sich energetisch aus dem Bannkreis des Anderen befreien! Sich voller Vertrauen seinen individuellen Lebenswünschen zuwenden und sich von dem Anderen abwenden!

Fettstoffwechselstörungen

Als Fettstoffwechselstörungen werden vom Normwert abweichende Konzentrationen von Fetten im Blut bezeichnet. Die häufigsten Fettstoffwechselstörungen sind ein zu hoher Cholesterinwert im Blut, zu viele Triglyceride im Blut oder der Cholesterin- und der Triglyceridspiegel sind gleichzeitig erhöht.

Symptome

Keine direkt spürbaren Symptome. Bei erhöhtem LDL-Cholesterin kommt es zur vermehrten Fettablagerung an den Gefäßwänden, was zu Arteriosklerose und koronarer Herzkrankheit führt. Ein erhöhter Triglycerinwert kann eine Bauchspeicheldrüsenentzündung auslösen.

Körperlich-seelische Funktionsebene

Cholesterin ist ein wasserunlösliches Fett (Lipid) und kommt nur in tierischen und menschlichen Zellen vor, wo es darum geht, Räume voneinander abzugrenzen, zu entbinden, um damit letztendlich differenzierte Organ-Funktionen zu ermöglichen – also in intrazellulären Räumen und Zellmembranen. Cholesterin ist also ein lebensnotwendiger, strukturbildender Naturstoff in Organismen, der die Stabilität der Zellen erhöht und auch noch an der Ein- und Ausschleusung von Hormonen beteiligt ist. Man kann also sagen, dass Cholesterin durch seine strukturbildende Kraft eine bewusstseinstragende Organisation in unserem Körper erst möglich macht.

Da Cholesterin ein wasserunlösliches Fett ist, unser Körper aber aus 70 % Wasser besteht, braucht Cholesterin *auf seiner Reise durch unseren Körper ein Transportmittel*. So wie zu Beginn unseres Lebens unsere Eltern uns begleiten, so begleiten Lipoproteine Cholesterin auf seiner Reise durch den Körper. Das LDL-Protein (Triglyceride) transportiert das Cholesterin durch unsere Blutbahnen in die peripheren Zellen. Das HDL-Protein nimmt das Cholesterin aus den peripheren Zellen wieder auf und transportiert es zur Leber, dem hauptsächlichen Ausscheidungsorgan des Cholesterins.

Die Fettstoffwechselstörung verweist auf einen erhöhten Cholesterin-Transport (LDL-Cholesterinwert) *in die Zellen* und einen gleichzeitig verringerten Abtransport (HDL-Cholesterinwert) aus den Zellen.

Geistig-soziale Handlungsebene

In der Körpersoziologie bedeutet dieser Umstand, dass der Betroffene sich aufgrund heftiger sozialer Beziehungen festgefahren, sich mangels Hilfe von Seiten seiner „Reisebegleiter" nach innen gekehrt und sich als Schutz vor „eindringenden Wesen" eingemauert hat.

Aufgrund meist unbewusster Erlebnisse im Frühstadium der Kindheit ist es den Betroffenen auf ihrer späteren Reise durch ihr Leben nicht gelungen, ihr Leben mit dem Partner so zu verwirklichen, wie sie es sich immer vorgestellt haben. Sie konnten ihrem Leben nicht den gewünschten Rahmen geben – *jetzt baut Cholesterin den Rahmen im Körper.*

Man zieht sich von dem Anderen, mit dem man im Diskurs über die Lebensführung steht, zurück und hat verstärkt gegensätzliche Meinungen, auch wenn sie objektiv falsch sind. Man ist einfach nicht mehr bereit, sich dem scheinbaren Druck des Anderen zu beugen oder sogar nachzugeben. Im Gegenteil, man muss sich ja gegenüber den „Eindringlingen" tatkräftig wehren, weil sie einen ja überhaupt nicht mehr verstehen. *Da hilft nur, sich ordentlich einzumauern!* Ein erhöhter Cholesterinwert oder erhöhter Triglycerinwert ist demnach nicht Ausdruck einer biochemischen Störung in unserem Körper, sondern *in erster Linie* Ausdruck einer zwischenmenschlichen Beziehungsstörung, die im Körper zu einer negativen Rückkopplung führt.

Bearbeitung

Einmal mehr zeigt sich, dass wir nicht erblich kranke Wesen sind, die Gefangene ihres Schicksals sind, sondern Gestalter unseres Lebens. Doch dafür brauchen wir einen wirksamen Mit-Arbeiter (Coach), der uns „kitzelt" und uns mit uns gemeinsam von unseren alten Vorstellungen und Einstellungen *zu den Mauern entbindet.* Denn unser Denken kann Mauern zum Einstürzen bringen, Krankheiten besiegen und unsere Ängste und

Zwänge lösen. *Nur, allein „kitzeln" können wir uns noch nicht!*

Fibromyalgie

Als Fibromyalgie wird ein chronisches Schmerzsyndrom an Muskeln, Bindegewebe und Knochen mit typischen schmerzhaften Druckpunkten bezeichnet. Betroffen ist das periphere Nervensystem (PNS).

Symptome
Druckschmerzempfindliche Punkte in mindestens vier Körperregionen. Vegetative Beschwerden wie kalte Finger und Zehen, trockener Mund, Zittern.

Körperlich-seelische Funktionsebene
Das PNS ist zuständig für die Funktionen der inneren Organe und des Bewegungsapparates.

Eine starre Abgrenzung zum ZNS ist nicht sinnvoll, da entweder der Zellkörper oder der Fortsatz der Nervenzellen im ZNS ihren Platz haben oder hineinreichen. Das ZNS ist der Vater, das PNS ist die Mutter. Der Rhythmus der Mutter verursacht im späteren Lebensverlauf des Kindes Krankheiten im PNS.

Geistig-soziale Handlungsebene
Kann sich aufgrund der sozialen Umstände nicht selbst leben. Der natürliche Schutz vor den Aktionspotenzialen der Mutter geht verloren. Die Aktionspotenziale der Mutter sind um ein Vielfaches größer und zerstören unsere eigenen Potenziale. Es kommt zur Fibromyalgie.

Bearbeitung

Sich energetisch aus dem Bannkreis des Anderen befreien! Sich voller Vertrauen seinen individuellen Lebenswünschen zuwenden!

Gallensteine (Cholelithiasis)

Gallensteine entstehen durch Kristallablagerungen von Inhaltsstoffen der Gallenflüssigkeit. Diese Ablagerungen formen sich zu festen Steinen und blockieren die Gallenblase oder den Gallengang. Gallensteine sind die Hauptursache für eine Gallenblasen- oder Gallengangentzündung.

Symptome

Unspezifische Oberbauchschmerzen, Druckgefühl im Oberbauch, Blähungen. Bei stärkeren Oberbauchschmerzen können Fieber und eine Gelbsucht dazukommen.

Körperlich-seelische Funktionsebene

Die Galle ist unser erstes Sicherheitsnetz. Es ist ähnlich einem Desinfektionsmittel, das bakterizid tätig ist. Es tötet Fremdes, das sich in diesem Körper-Staat nicht als nützlich erweist. Der Gallensaft ist auch gleichzeitig ein Abbauprodukt der Leber – alle Gifte, die die Leber herausgefiltert hat –, das über den Darm ausgeschieden wird.

Geistig-soziale Handlungsebene

In der Körpersoziologie bedeuten Gallensteine, dass man sich über mangelnden Zuspruch der Anderen sehr erregt, aber vor direkter Konfrontation mit den Anderen zurückschreckt. Einerseits sammeln wir genügend Ärger über die Anderen ein, die uns keinen eigenen Standpunkt gestatten, von denen wir uns abhängig und denen wir uns ausgeliefert fühlen, andererseits haben wir Angst vor dem notwendigen Konflikt und der Auseinandersetzung mit den Anderen. Wir träumen von Freiheit und Selbstverwirklichung, aber schaffen sie nicht. Dann haben wir viel geschafft, aber nichts geschaffen. Es bilden sich Ablagerungen in unserem System.

Bearbeitung
Angst vor der Konfrontation durch aggressive Aktionen auflösen! Und die Angst, den Anderen zu verlieren, wenn wir unsere eigene Lebensrolle leben, auflösen!

Gebärmutterhalskrebs

Der Gebärmutterhalskrebs entwickelt sich aus dem Plattenepithel im unteren Drittel der Gebärmutter.

Symptome
Verursacht zunächst keine Beschwerden. Im weiteren Verlauf kommt es oft zu Blutungen, unabhängig vom Zyklus. Blasenentleerungsprobleme, da der Tumor den Harnleiter einengt.

Körperlich-seelische Funktionsebene
Die Gebärmutter gehört zu den weiblichen Geschlechtsorganen, die allesamt die Fortpflanzung als Thematik haben. Dieser Umstand verursacht eine Empfindlichkeit gegenüber dem Streben und dem

Ringen um selbstständige Bewegung **und Identität**. Es ist ein Ringen *gegen fremde Vorstellungen* unserer Identität im System, die uns übergestülpt werden, und *um eigene Vorstellung* unserer Identität in der Begegnung mit Anderen. Keine eigene Identität zu haben bedeutet, nicht zu existieren, wie man sein könnte!

Geistig-soziale Handlungsebene

Krebs gehört zur Krankheitskategorie Tumore und hat damit die soziale Überschrift *„Im Zweck des Anderen"*, hier im Zweck der männlichen Ansprüche gegenüber der Frau. Gebärmutterhalskrebs ist demnach nicht in erster Linie Ausdruck eines zerstörerischen Zellwachstums, sondern Ausdruck einer zerstörerischen sozialen Interaktion zwischen dem weiblichen *Erfüllungsdrang* nach selbstständiger Bewegung und Identität einerseits und dem *männlichen Erfüllungsanspruch* andererseits. Der Krebs im Gebärmutterhals ist somit *„sozialer Ausdruck"* davon, dass der Mann die weibliche Identität und deren Drang nach selbstständiger Bewegung nicht akzeptiert, die Frau sich aber im Zweck der männlichen Identitätsansprüche unterordnet. Sie versagt sich ihre weibliche Identität und krebst herum.

Bearbeitung

Operation und Chemotherapie sind jetzt lebenswichtig. Doch mindestens ebenso wichtig ist es, der Ursache *systematisch* und *systemisch* nachzugehen und sie aufzulösen. Das Ganze ist eben mehr als nur die Summe seiner Teile. Es reicht eben nicht, nur die Symptome zu bekämpfen. Das wäre vergleichbar mit dem Abstellen

eines Brandmelders, damit ist aber das Feuer noch lange nicht gelöscht. Die Konsequenz wäre ein jahrelanger Kampf mit dem Krebs.

Gicht

Die Gicht ist eine Stoffwechselerkrankung, die durch Ablagerung von Harnsäurekristallen in Gelenken zu heftigen Schmerzen führt. Auslöser für Gichtanfälle ist dauerhaftes und üppiges fett- und fleischreiches Essen ohne ausgleichende Bewegung. Bei chronischer Gicht kommt es zur Arthritis urica.

Symptome
Schmerzhafte Entzündungsreaktionen einzelner Gelenke bei Bewegung. Weiterhin Rötung und Schwellung des Großzehengrundgelenkes.

Körperlich-seelische Funktionsebene
Da die Niere dem erhöhten Bedarf der Harnsäureausscheidung durch üppiges Essen und mangelnde Bewegung nicht nachkommen kann, haben wir einen Bezug zur Niere. Die Niere gehört zu den inneren Organen, die allesamt die Versorgung des Körpers als Thematik haben. Dieser Umstand verursacht eine Empfindlichkeit der Niere, ob beide Seiten den gleichen Beitrag (Bilanz) zur Versorgung der sozialen Gemeinschaft leisten. Wird die emotionale Auseinandersetzung gescheut, kommt es zur übertriebenen Nestbindung, Übergewicht, extremem Arbeitseinsatz (Bewegung) oder extremem Spracheinsatz.

Geistig-soziale Handlungsebene

Kämpft mit der Empfindung, durch den Anderen eingeschränkt zu sein. Kämpft aber gleichzeitig auch mit der Angst, den Anderen zu verlieren, wenn man selbst nicht einen entsprechenden Beitrag zur Versorgung bringt. Man ersetzt die „sozialen Bewegungen" durch viele „sprachliche Behauptungen". Die sozialen Handlungen und Bewegungen bleiben aus. Die Folge ist eine Verschiebung vom Wechsel zum Stoff und Harnsäurekristalle lagern sich in Gelenken ab.

Bearbeitung

Es ist sinnvoll, das endlose Gerede und die fortdauernden Behauptungen zu bestreiten, zu bezweifeln, aber auch zu bestätigen und gegebenenfalls zu bekräftigen. Auflösung der Angst, den Anderen zu verlieren, wenn man ein anderes Maß an Beitrag einbringt!

Gürtelrose (Herpes Zoster)

Bei Gürtelrose handelt es sich um eine Infektion reaktiver Viren nach durchgemachten Windpocken in der Kindheit. Betroffen sind verschiedene „gürtelbreite" Hautbezirke an der Taille, im Schulter-, Brust- oder im Kopf-Hals-Bereich.

Symptome

Stark schmerzhafte, juckende, in Gruppen stehende Bläschen, die mit Flüssigkeit gefüllt sind. Gerötete Haut. Eventuelles Unwohlsein.

Körperlich-seelische Funktionsebene

Die Haut als Sinnesorgan hat die Thematik der Begeisterung, der Stimmungslage und der daraus empfundenen Zufriedenheit und Attraktivität des eigenen Ichs in der sozialen Gemeinschaft. Hautprobleme sind Ausdruck einer Unzufriedenheit mit sich selbst und seiner Erscheinung gegenüber dem sozialen Umfeld. Reaktive Viren erinnern uns, welche Anpassungsprobleme wir gegenüber unvermeidbaren Veränderungen unserer Lebenssituation hatten.

Geistig-soziale Handlungsebene

Die Gürtelrose zeigt uns, dass wir in diesem Lebensmoment soziale Umstände erfahren, zum Beispiel den Tod oder eine schwere Erkrankung eines geliebten Familienmitglieds, die unvermeidliche Veränderungen in unserem Leben bedeuten. Wir hadern mit unserer Machtlosigkeit gegenüber den Umständen und können uns nicht mit dem Unerwarteten und Unangenehmen abfinden.

Bearbeitung

Fehlende Flexibilität gegenüber den Umständen gewinnen! Nicht länger den Kopf in den Sand stecken, sondern sich den Herausforderungen anpassen!

Harndrang

Harndrang bzw. Harninkontinenz ist keine Erkrankung, sondern eine Funktionsstörung des Blasenschließmuskels. Sie bewirkt, dass die Ausscheidung nicht willentlich beeinflusst werden kann. Diese unwillkürliche Harninkontinenz kann den Betroffenen seelisch stark belasten.

Symptome

Unfreiwilliger Harnabgang. Kleinere Mengen bei körperlicher Anstrengung (Stressinkontinenz). Plötzlicher starker Harndrang, der es dem Betroffenen oft nicht mehr erlaubt, rechtzeitig die Toilette aufzusuchen (Dranginkontinenz).

Körperlich-seelische Funktionsebene

Als ein inneres Organ zeigt die Harnblase eine Empfindlichkeit darüber, ob man dem Anderen von Nutzen sein kann, um auch selbst Versorgung vom Anderen zu erfahren. Ihr Sprechen (der Sprecher) ist Ausdruck von Nützlichkeit gegenüber dem Anderen. Sprechen wir mit, wo wir nicht mitsprechen wollen, oder sprechen wir nicht mit, wo wir eigentlich mitsprechen möchten, kommt es zu Störungen in der Harnblase.

Geistig-soziale Handlungsebene

Der Harndrang ist Ausdruck, dass wir uns als Getriebener unserer Sehnsüchte und Wünsche fühlen, es aber dem Anderen nicht sagen, aus Angst, den sozialen Normen nicht zu nützen. So verhalten wir uns wie ein Treiber und aus der Harnblase treibt es unwillkürlich.

Bearbeitung

Endlich sich mit dem Anderen aussprechen und danach handeln, um sich seine Sehnsüchte und Lebenswünsche zu erfüllen und um nicht länger Getriebener und Treiber für sein soziales Umfeld zu sein!

Harnsteine

Harnsteine entstehen durch Ablagerungen von Harnsäurekristallen in der Niere, die sich im Laufe der Zeit zu festen Steinen formen und auf der Wanderschaft durch den Harnleiter in die Harnblase den Harnabfluss blockieren können.

Symptome

Es kommt auf der Wanderschaft durch den Harnleiter zu schwersten Schmerz- und Krampfzuständen. Dies wird als Nierenkolik bezeichnet.

Körperlich-seelische Funktionsebene

Die Niere gehört zu den inneren Organen, die allesamt die Versorgung des Körpers als Thematik haben. Dieser Umstand verursacht eine Empfindlichkeit der Niere, ob beide Seiten den gleichen Beitrag (Bilanz) zur Versorgung der sozialen Gemeinschaft leisten. Störungen in der Niere zeigen, dass die Beiträge von den Partnern unterschiedlich aufgefasst werden, aber die emotionale Auseinandersetzung gescheut wird. Übertriebene Nestbindung, Übergewicht oder extremer Einsatz sollen darüber hinwegtäuschen.

Geistig-soziale Handlungsebene

Kämpft mit der Angst, den Anderen zu verlieren, wenn er nicht einen entsprechenden Beitrag zur Versorgung bringt. Die Folge ist eine Verschiebung vom Wechsel zum Stoff. Harnsäurekristalle formen sich mit der Zeit zu festen Steinen.

Bearbeitung

Auflösung der Angst, den Anderen zu verlieren, wenn man ein anderes Maß an Beitrag einbringt! Sich selbst einen eigenen Standpunkt in Hinblick auf den Beitrag gestatten und damit wieder in eine eigene Lebensbewegung kommen!

Hautkrebs

Hautkrebs, darunter versteht man bösartige Veränderungen der Haut, ist mit 100.000 erkrankten Menschen pro Jahr die häufigste Krebsart. Die Krebsformen sind das Basaliom, das Spinaliom und das Maligne Melanom. Die Heilungschancen von Hautkrebs sind gut, wenn die Behandlung im Frühstadium erfolgt. Das Maligne Melanom (Schwarzer Hautkrebs) hingegen ist äußerst bösartig, da sich bereits nach kurzer Zeit Metastasen bilden, die sich rasch auf dem Lymph- und Blutweg im ganzen Körper ausbreiten.

Symptome

Meist hautfarbenes, erhabenes, glänzendes Knötchen. Das Maligne Melanom hat unscharf begrenzte Flecken, die in der Regel hellbraun bis schwarz sind.

Körperlich-seelische Funktionsebene

Die Haut, genauer gesagt die Oberhaut, gehört als Sinnesorgan (Tastsinn) zur Wahrnehmung unseres Körpers im sozialen Umfeld und sorgt dafür, wie alle Sinnesorgane, dass wir unseren Wahrnehmungen auch Bedeutung geben können.

Geistig-soziale Handlungsebene

Hautkrebs ist demnach nicht in erster Linie Ausdruck eines zerstörerischen Zellwachstums, sondern Ausdruck einer zerstörerischen sozialen Interaktion. In der Körpersoziologie zeigt der Krebs auf der Haut, dass wir nach einer großen emotionalen Betroffenheit Lebenshandlungen des Anderen – aus Angst vor sozialer Neupositionierung – tolerieren. Im Zweck des Anderen geben wir der partnerschaftlichen Beziehung eine Bedeutung, die aber unseren eigenen Lebenswünschen und -entwicklung entgegenwirkt.

So ist die hohe Hautkrebs-Erkrankungsrate bei Frauen erklärbar, die in *konsensueller* Zweckmäßigkeit dem männlichen Aktionspotenzial in der Partnerschaft eine Bedeutung geben, die den eigenen Vorstellungen einer Partnerschaft nicht wirklich entspricht.

Bearbeitung

Operation und Chemotherapie sind jetzt lebenswichtig. Doch mindestens ebenso wichtig ist es, der Ursache *systematisch* und *systemisch* nachzugehen und sie aufzulösen. Das Ganze ist eben mehr als nur die Summe seiner Teile. Es reicht eben nicht, nur die Symptome zu bekämpfen. Das wäre vergleichbar mit dem Abstellen eines Brandmelders, damit ist aber das Feuer noch lange nicht gelöscht. Die Konsequenz wäre ein jahrelanger Kampf mit dem Krebs. Die Möglichkeit finden, dass in einer gemeinsamen Lebensmelodie jeder seine ganz eigenen Aktionspotenziale leben kann und darf!

Heißhunger

Heißhunger ist keine eigenständige Erkrankung, sondern ein Risikofaktor für Übergewicht und die daraus resultierenden Erkrankungen.

Symptome
Spontan auftretende Fressattacken, die nicht auf spezifische Situationen bezogen werden können.

Körperlich-seelische Funktionsebene
Die Quelle unseres Heißhungers ist unsere Empathie über die augenblickliche Lebenssituation, auf die wir keine geeignete Antwort in uns finden, weshalb wir frustriert sind.

Geistig-soziale Handlungsebene
Im fortwährenden Ringen um Selbstständigkeit sind wir auf Unterstützung im Wissen um Aktionen, Möglichkeiten und Identität angewiesen, doch statt Zuspruch haben wir fortlaufend Absagen erhalten. Wir finden uns nicht, bekommen Angst vor einem unvermeidlichen Scheitern, sind darüber frustriert und essen ungehemmt. Übermäßiges Essen wirkt antidepressiv. Wir haben inakzeptable Umstände erfahren, aber leben keine entsprechend aggressiven Aktionspotenziale

gegenüber dem Anderen, aus Angst, ihn zu verlieren. Heftige Sehnsüchte und Wünsche (sexuelles Verlangen), gleichzeitig schüchtern und schamhaft. Menschen, die von Freiheit und Selbstverwirklichung träumen, aber sie nicht schaffen.

Bearbeitung
Aktive Aktionen zur Selbstfindung durchführen! Angst vor der Konfrontation mit Anderen auflösen! Selfness statt Wellness!

Herzkrankheit, koronare

Als koronare Herzkrankheit wird eine krankhafte Verengung der Herzkranzgefäße (Koronar-Arterien) bezeichnet. Dadurch wird der Herzmuskel nicht ausreichend mit Sauerstoff versorgt. Siehe auch Arteriosklerose!

Symptome
Druck, Ziehen oder Engegefühl in der Mitte der Brust hinter dem Brustbein, das in die linke Schulter oder in den linken Arm ausstrahlen kann. Beschwerden unter körperlicher Belastung.

Körperlich-seelische Funktionsebene
Koronare Herzkrankheit ist mit dem Naturstoff Cholesterin in unserem Körper aufs engste verbunden: Cholesterin kommt nur in tierischen und menschlichen Zellen vor, wo es darum geht, Räume voneinander abzugrenzen und so differenzierte Organ-Funktionen in friedlicher Koexistenz überhaupt erst zu ermöglichen.

Geistig-soziale Handlungsebene

Aufgrund eines verdrängten Unfriedens über die Lebensführung von gemeinsamem Nutzen und gegenseitiger Versorgung in Partnerschaft oder Familie gelingt es einem nicht mehr, den Lebensrahmen zu gestalten, der einem am Herzen gelegen hat und den man mit dem Partner zusammen gestalten wollte. Man arrangiert sich, aber man hat sich nicht den für seine Partnerschaft von Herzen gewünschten Lebensrahmen geben können – jetzt baut LDL-Cholesterin den Rahmen in den Arterien unseres Herzens. Die Koronar-Arterien verengen sich, der Herzmuskel wird nicht mehr ausreichend mit Sauerstoff versorgt.

Bearbeitung

Jetzt braucht es einen Coach, der uns von unseren alten Vorstellungen und Einstellungen zu unserem Lebensrahmen entbindet. Denn unser Denken kann Mauern zum Einstürzen bringen, Krankheiten besiegen und unsere Ängste und Zwänge lösen.

Hirnhautentzündung

Bei einer Hirnhautentzündung sind unmittelbar an Gehirn und Rückenmark (ZNS) grenzende Hirnhäute infolge von Erregern entzündet.

Symptome

Hohes Fieber, Erbrechen und Nackensteifigkeit beim Versuch, den Kopf nach vorn auf die Brust zu beugen. Kopfschmerzen, Orientierungslosigkeit und Krampfanfälle.

Körperlich-seelische Funktionsebene

Das ZNS hat gegenüber dem restlichen Körper ein anderes Milieu bzw. Rhythmus. Das ZNS ist der Vater, das PNS ist die Mutter. Wenn der Vater in regelmäßigen Abständen immer wieder versucht dem Kind seinen Rhythmus aufzudrängen, wissen wir bald selbst nicht mehr, was richtig oder falsch ist (Missbrauch in der Familie).

Geistig-soziale Handlungsebene

Hat den Glauben an sich selbst als Steuermann seines Rhythmus verloren. Entzündungen im ZNS aufgrund virusbedingter Infektionen zeigen auf, dass einem der aufgedrängte Rhythmus des Anderen „unter die Haut" gegangen ist. Man wird zu einem Leben zwischen „Himmel und Hölle" gedrängt.

Bearbeitung

Nicht länger einen Spagat zwischen dem eigenen Rhythmus und dem Rhythmus des Anderen versuchen! Ein Spagat kann uns zerreißen – die permanente Zerreißprobe. Nicht mehr zulassen, dass uns der Andere „unter die Haut" geht! Sich selbst gewinnen!

Hodenkrebs

Hodenkrebs entwickelt sich meist im Keimzellgewebe eines Hodens, aus dem die Samenzellen hervorgehen.

Symptome

Eine tastbare, meist schmerzlose Verhärtung im Hoden. Eine Schwellung oder ein Ziehen im Hoden oder in der Leiste.

Körperlich-seelische Funktionsebene

Der Hoden gehört zu den männlichen Geschlechtsorganen, die allesamt die Fortpflanzung als Thematik haben. Dieser Umstand verursacht eine Empfindlichkeit gegenüber dem anderen Geschlecht in dem Sinne, ob man dem Anderen *Erfüllung* geben kann, wie man ist und wo man ist, um auch selbst Erfüllung zu erfahren.

Geistig-soziale Handlungsebene

Mit der sozialen Überschrift „Im Zweck des Anderen" ist der Hodenkrebs demnach nicht ein Ausdruck biochemischer Störungen in unserem Körper, sondern in erster Linie ein Ausdruck menschlicher Beziehungsstörungen zwischen eigenen Erfüllungswünschen und den Erfüllungsansprüchen des Anderen auf Fürsorge und Zuwendung. Es ist der *„konsensuelle Ausdruck"*, im Sinne des Anderen Fürsorge und Zuwendung zu geben und nicht in unserem ureigenen Sinne. Die Folge sind Unterordnung und unterdrückter Unmut, der zu einer negativen Rückkopplung in unserem Körper führt, genau in dem Teil unseres Körpers, der die soziale Bewegung repräsentiert. Man fühlt sich in den Zuwendungen und der Fürsorge, die man dem Anderen in seinem Sinne ja gibt, noch nicht einmal richtig geachtet und respektiert.

Bearbeitung

Operation und Chemotherapie sind jetzt lebenswichtig. Doch mindestens ebenso wichtig ist es, der Ursache *systematisch* und *systemisch* nachzugehen und sie aufzulösen. Das Ganze ist eben mehr als nur die Summe seiner Teile. Es reicht eben nicht, nur die Symptome zu bekämpfen. Das wäre vergleichbar mit dem Abstellen eines Brandmelders, damit ist aber das Feuer noch lange nicht gelöscht. Die Konsequenz wäre ein jahrelanger Kampf mit dem Krebs.

Hörsturz

Als Hörsturz wird eine plötzlich auftretende, meist einseitige Hörverminderung oder ein vollständiger Hörverlust bezeichnet. Häufig ist der Hörsturz von quälenden Ohrgeräuschen (Tinnitus) begleitet. Nur in seltenen Fällen ist der Hörverlust von Dauer. In den meisten Fällen behebt sich der Hörsturz nach einiger Zeit von selbst.

Symptome

Plötzlich auftretende Verminderung oder Verlust des Hörvermögens.

Körperlich-seelische Funktionsebene

Das Ohr als Sinnesorgan hat die Thematik der Begeisterung, der Stimmungslage und der daraus empfundenen Zufriedenheit und Attraktivität des eigenen Ichs in der sozialen Gemeinschaft. Der Hörsturz ist demnach Ausdruck einer Unzufriedenheit mit sich selbst und seiner Erscheinung gegenüber dem sozialen Umfeld.

Geistig-soziale Handlungsebene

Der Hörsturz ist Ausdruck eines Selbstzweifels in der zwischenmenschlichen Beziehung zu dem Anderen. Unser tägliches Ringen um Selbstständigkeit in der Begegnung mit Anderen ruft Handlungen bei uns hervor, entsprechend unseren Wünschen und Vorstellungen von unserem Leben. Wenn wir jedoch dem Anderen immer wieder gemeinsame Handlungen wortgewaltig beteuern, die unseren ureigenen Vorstellungen einer Gemeinsamkeit eigentlich nicht entsprechen, kommt es zu einer negativen Rückkopplung im Ohr. Wir können uns selbst schon nicht mehr hören!

Bearbeitung

Nicht länger seine eigenen Wünsche verdrängen, sondern für seine eigenen Vorstellungen gegenüber dem Anderen einstehen!

Krampfadern

Als Krampfadern werden krankhaft erweiterte Venen bezeichnet, die sich auf der Haut der Beine als geschlängelte, bläulich gefärbte Stränge äußern. Es ist das oberflächliche Venensystem der Beine betroffen.

Symptome

Müdigkeits-, Schwere- und Spannungsgefühl in den Beinen.

Körperlich-seelische Funktionsebene

Der Treibstoff „Blut" wird durch ein weitverzweigtes System von Blutgefäßen, die nicht der willkürlichen Kontrolle unterworfen sind, hingeleitet (nährstoffreiche Arterien) und weggeleitet (abfallreiche Venen). In der Körpersoziologie spiegelt das Herz-Kreislauf-System den Vater und das Lymphsystem die Mutter.

Geistig-soziale Handlungsebene

Krampfadern, bei Frau und Mann gleichermaßen, zeigen deutlich, dass der Vater sich dem Betroffenen gegenüber rücksichtslos durchgesetzt hat. Seine Lebensbewegungen und -handlungen waren vielfach völlig inakzeptabel und dem Betroffenen gegenüber „abfällig". Auch wenn uns der Vater „abfällig" behandelt hat, wir haben uns nicht entsprechend gewehrt. Jetzt kommt es zu einer negativen Rückkopplung in unseren Venen, die den „Abfall" transportieren.

Bearbeitung

Mit Hilfe der systemischen Arbeit zum Vater eine deutliche, emotionale Bewegung und Begegnung der Abgrenzung ausführen!

Laktoseintoleranz

Bei Laktoseintoleranz wird der mit der Nahrung aufgenommene Milchzucker (Laktose) als Folge eines Fehlens des Verdauungsenzyms Laktase im Dünndarm nicht verdaut.

Symptome

Der im Dickdarm gelandete unverdaute Milchzucker führt zu Blähungen, Bauchkrämpfen, Übelkeit und spontanen Durchfällen.

Körperlich-seelische Funktionsebene

Auch im Dünndarm, einem Organ des Verdauungstraktes, ist eine Empfindlichkeit darüber zu finden, ob man dem Anderen von Nutzen sein kann, um auch selbst Versorgung vom Anderen zu erfahren. Doch nur in seiner Eigenbewegung und Eigenwilligkeit (Persönlichkeit) kann man dem Anderen nützlich sein und die Versorgung sicherstellen. Wird die Eigenbewegung durch äußere Einwirkung von Fremdbewegungen des Anderen eingeschränkt, kommt es im Dünndarm zu Störungen.

Geistig-soziale Handlungsebene

Angst vor Durchdringung des Anderen führt zu Widerstand und Unverträglichkeit des Anderen. Übersteigende Reize führen dazu, dass man „schnell bei der Hand ist" mit der Bewertung der Persönlichkeit des Anderen. Folge davon sind eine Laktoseintoleranz und andere Nahrungsmittelunverträglichkeiten.

Bearbeitung

Hier ist die selektive Beachtung der Eigenbewegung bzw. Persönlichkeit herauszuarbeiten. Ganz besonders sollte das „Mitgefühl mit sich selbst" aufgebaut und das „Mitgefühl mit dem Anderen" abgebaut werden.

Leukämie

Leukämie bezeichnet heute verschiedene bösartige Erkrankungen des blutbildenden Systems, vor allem der weißen Blutzellen und Lymphzellen. Dabei kommt es zum ungebremsten Wachstum unreifer Zellen, also einem akuten Mangel an funktionstüchtigen weißen Blutkörperchen. Besonders Kinder sind von Leukämie-Erkrankungen betroffen.

Symptome

Akute Leukämien beginnen abrupt und führen ohne entsprechende Behandlung rasch zum Tod. Begleitsymptome sind Schwäche, Blässe, Abgeschlagenheit und verstärkte Infektanfälligkeit aufgrund der krankhaft veränderten weißen Blutkörperchen.

Körperlich-seelische Funktionsebene

Blut ist der Treibstoff und versorgt jede einzelne Körperzelle mit Brennstoffen, Sauerstoff und mit Botenstoffen. Andererseits entsorgt das Blut auch Schlacken und Kohlendioxid. Damit finden wir im Blut eine Empfindlichkeit darüber, ob man dem Anderen von Nutzen sein kann, um auch selbst Versorgung vom Anderen zu erfahren und damit schlussendlich auch sein eigenes „Treiben"leben zu können. Wird unser „Treiben" durch äußere Einwirkung von Fremdbewegungen des Anderen eingeschränkt, kommt es im Blut zu Störungen.

Geistig-soziale Handlungsebene

Durch die Fremdbewegungen der Anderen den Glauben an sich selbst verloren. Angst, übersehen zu werden.

Glaubt, dass er nicht mehr passt, wie er ist, und glaubt, nicht mehr dort hinzugehören, wo er ist. In Bezug auf Kinder, die an Leukämie erkranken, bedeutet das, dass die Eltern es selbst extrem mit dem Leben „treiben" (exzessive Lebensart, wie Alkohol, Rauchen, Weltbilder usw.). Dabei ist das Kind dem Würfelspiel von Zuwendung und Absagen ausgesetzt. Das Kind erkennt seinen Eigenwert nicht, die weißen Blutkörperchen fallen in unreife, nicht um ihren Eigenwert wissende Zellen zurück.

Bearbeitung

Operation und Chemotherapie sind jetzt lebenswichtig. Doch mindestens ebenso wichtig ist es, der Ursache *systematisch* und *systemisch* nachzugehen und sie aufzulösen. Das Ganze ist eben mehr als nur die Summe seiner Teile. Es reicht eben nicht, nur die Symptome zu bekämpfen. Das wäre vergleichbar mit dem Abstellen eines Brandmelders, damit ist aber das Feuer noch lange nicht gelöscht.

Die Eltern geben dem Kind das Versprechen, sich in ihrer Lebensform zu verändern. Man findet gemeinsam eine neue Lebensmelodie, in der das Kind ein wichtiger Teil des Ganzen ist.

Lippenherpes

Herpesinfektionen an den Lippen werden durch reaktive Herpes-Simplex-Viren verursacht. Nach der Erstinfektion, die oft bereits im Kindesalter stattfindet, kommt es meist lebenslang immer wieder zu akuten Krankheitsphasen.

Symptome

Schmerzhafte, gruppiert stehende, mit Flüssigkeit gefüllte Bläschen an den Lippen.

Körperlich-seelische Funktionsebene

Die Haut als Sinnesorgan hat die Thematik der Begeisterung, der Stimmungslage und der daraus empfundenen Zufriedenheit und Attraktivität des eigenen Ichs in der sozialen Gemeinschaft. Hautprobleme an den Lippen sind Ausdruck einer Unzufriedenheit mit sich selbst und seiner Erscheinung gegenüber dem sozialen Umfeld. Reaktive Viren erinnern uns, welche Anpassungsprobleme wir gegenüber unvermeidbaren Veränderungen unserer Lebenssituation hatten.

Geistig-soziale Handlungsebene

Die Herpesinfektion zeigt uns, dass wir in diesem Lebensmoment soziale Umstände erfahren, die unvermeidliche Veränderungen in unserem Leben bedeuten. Wir hadern mit unserer Machtlosigkeit gegenüber den Umständen und können uns nicht mit dem Unerwarteten und Unangenehmen abfinden.

Bearbeitung

Fehlende Flexibilität gegenüber den Umständen gewinnen! Nicht länger den Kopf in den Sand stecken, sondern sich den Herausforderungen anpassen.

Lungenemphysem

Ein Lungenemphysem entsteht durch eine Zerstörung der Wände der kleinen Lungenbläschen. In den Lungenbläschen findet der Gasaustausch von Sauerstoff und Kohlendioxid statt. Durch die Zerstörung der Wände ist die Versorgung des Körpers mit Sauerstoff vermindert.

Symptome

Die Lungenfunktion verschlechtert sich schleichend über Jahre, sodass die Betroffenen das Nachlassen ihrer körperlichen Leistungsfähigkeit lange Zeit nicht wahrnehmen. Kurzatmigkeit, später auch im Ruhezustand. Zunehmende Leistungsschwäche und Atemnot.

Körperlich-seelische Funktionsebene

Wie die Baumkrone mit ihren Blättern für einen Gasaustausch sorgt, so sorgt die Lunge für einen Austausch sozialer Begegnungen in unserem Lebensraum, der uns wiederum versorgt und Nutzen stiftet. Die sozialen Begegnungen in gegenseitiger Versorgung und Nutzen sind die Menge unseres Lebens.

Geistig-soziale Handlungsebene

Wir haben keine fürsorglichen Begegnungen erfahren, sondern waren nur *im Nutzen Anderer* in unserem Lebensraum unterwegs. Wir haben unseren eigenen Lebensraum nicht kennengelernt, nicht täglich beansprucht, und so sind die Lungenbläschen mangels eigener Ansprüche kraftlos und wie ein ungenutztes Gummiband spröde.

Bearbeitung

Aus dem Gewinner-und-Verlierer-Spiel aussteigen! Erkennen, dass man wer ist, auch ohne Leistungen für Andere!

Lungenentzündung (Pneumonie)

Eine akute oder chronische Entzündung des Lungengewebes kann einzeln oder als Folgeerkrankung entstehen, sie kann einen milden oder lebensbedrohlichen Verlauf nehmen, vollständig ausheilen oder bleibende Lungenschädigungen nach sich ziehen.

Symptome

Schüttelfrost und hohes Fieber, Husten, Atemnot, atemabhängiger Schmerz, trockener, quälender Reizhusten.

Körperlich-seelische Funktionsebene

Wie die Baumkrone mit ihren Blättern für einen Gasaustausch sorgt, so sorgt die Lunge für einen Austausch sozialer Begegnungen in unserem Lebensraum, der uns wiederum versorgt und Nutzen stiftet. Die sozialen Begegnungen in gegenseitiger Versorgung und Nutzen sind die Menge unseres Lebens.

Geistig-soziale Handlungsebene

Lungenentzündung ist Ausdruck einer zerstörerischen sozialen Interaktion *im Nutzen des Anderen.* In einem fast unerträglichen Maße hat der Betroffene einen Lebensabschnitt mit dem Anderen erfahren, der sich zwischen Himmel und Hölle abspielte. Oder anders ausgedrückt: Ihm wurde von dem Anderen ein Gewinner-und-Verlierer-Spiel aufgezwungen, das nur für den Anderen gewonnen werden konnte. Ein Kampf um Lebensraum und Lebensform, der einen verausgabt. Jetzt sieht die Lunge aus wie ein Baum ohne Blätter!

Bearbeitung

Beendigung des Gewinner-und-Verlierer-Spiels. Erkennen, dass man nicht länger für die Gestaltung fremder Lebensräume zur Verfügung steht! Rückbesinnung auf seinen eigenen Lebensraum mit ganz eigenen Bewegungen und Begegnungen! Sich selbst zuerst nutzen und versorgen, dann kann man auch Anderen nützlich sein! Nach dem Motto: „Im Falle eines Druckverlustes fallen automatisch Sauerstoffmasken aus der Kabinendecke. Ziehen Sie die Maske ganz an sich heran und drücken Sie die Öffnung fest auf Mund und Nase, danach helfen Sie Kindern bei dem Anlegen der Maske!"

Lungenkrebs

Bei Lungenkrebs geht der bösartige Tumor meist von der Bronchialschleimhaut aus. Lungenkrebs zeigt ein asymptomatisches Wachstum und fordert mehr Tote als Brustkrebs, Prostatakrebs und Dickdarmkrebs zusammen. Auch wenn das Rauchen Hauptursache für Lungenkrebs ist, sollten wir den soziologischen Hintergrund betrachten. Denn auch Nichtraucher erkranken an Lungenkrebs.

Symptome

Verursacht lange Zeit keine Beschwerden. Kommt es zu chronischer Heiserkeit oder Bluthusten, ist es meist zu spät für eine erfolgreiche Therapie.

Körperlich-seelische Funktionsebene

Wie die Baumkrone mit ihren Blättern für einen Gasaustausch sorgt, so sorgt die Lunge für einen Austausch sozialer Begegnungen in unserem Lebensraum, der uns wiederum versorgt und Nutzen stiftet. Die sozialen Begegnungen in gegenseitiger Versorgung und Nutzen sind die Menge unseres Lebens.

Geistig-soziale Handlungsebene

Lungenkrebs ist Ausdruck einer zerstörerischen sozialen Interaktion zwischen der eigenen Fürsorge um soziale Begegnungen und Kontakte seinesgleichen und *fremder Fürsorge um soziale Begegnungen*. Der Krebs in der Lunge ist somit *„konsensueller Ausdruck“* einer widerwilligen Unterordnung und eines unterdrückten Unmuts gegenüber der Zweckmäßigkeit sozialer Kontakte für den Anderen. Man fühlt sich in seinem Streben nach eigenen sozialen Kontakten unbeachtlich gegenüber den sozialen Ansprüchen des Anderen.

Bearbeitung

Operation und Chemotherapie sind jetzt lebenswichtig. Doch mindestens ebenso wichtig ist es, der Ursache *systematisch* und *systemisch* nachzugehen und sie aufzulösen. Das Ganze ist eben mehr als nur die Summe seiner Teile. Es reicht eben nicht, nur die Symptome zu bekämpfen. Das wäre vergleichbar mit dem Abstellen eines Brandmelders, damit ist aber das Feuer noch lange nicht gelöscht. Die Konsequenz wäre ein jahrelanger Kampf mit dem Krebs. Neupositionierung gegenüber den fremden Ansprüchen sozialer Begegnungen.

Magenschleimhautentzündung (Gastritis)

Bei einer Entzündung der Magenschleimhaut sind in der Regel die obersten Schleimhautanteile betroffen, die tieferen Wandschichten des Magens sind intakt.

Symptome
Druckgefühl und Schmerzen im Oberbauch. Aufstoßen, Übelkeit und unangenehmer Geschmack im Mund.

Körperlich-seelische Funktionsebene
Als Verdauungsorgan zeigt der Magen eine Empfindlichkeit darüber, ob man dem Anderen von Nutzen sein kann, um auch selbst Versorgung vom Anderen zu erfahren. Dabei integriert uns unsere *Aufnahmebereitschaft* auch in das soziale Umfeld. Sind wir nicht bereit, die Meinungen Anderer *aufzunehmen*, oder haben wir Angst, die sozialen Normen nicht erfüllt zu haben, kann es uns auf den Magen schlagen. Störungen in der Schleimhaut des Magens sind demnach Ausdruck ähnlicher oder nicht-ähnlicher Handlungspotenziale bezüglich der Aufnahmebereitschaft mit dem Anderen.

Geistig-soziale Handlungsebene
In der Körpersoziologie sind die Schleimhäute Ausdruck „ähnlicher oder nicht-ähnlicher Handlungspotenziale". Eine Magenschleimhautentzündung ist demnach Ausdruck emotionaler Handlungen gegen-

über dem Anderen, die in großer Ähnlichkeit oder vollkommener Gegensätzlichkeit (Nicht-Ähnlichkeit) ausgeführt werden, obwohl man eigentlich gar nicht so handeln wollte. Genau dieser Umstand, dass wir die Handlungen *ähnlich* dem Anderen *aufgenommen* haben, es so aber gar nicht machen wollten, führt zu einer negativen Rückkopplung in unserem Körper an der Schleimhaut unseres Magens.

Bearbeitung

Erkennen, dass man auch alleine existieren kann! Sich durch Beziehungen „gefördert" und nicht nur „gefordert" fühlen! Vertrauen und Beziehungen fördern!

Magersucht

Magersucht gehört zusammen mit der Bulimie zu den Essstörungen, betrifft die Nahrungsaufnahme oder deren Verweigerung und hängt mit psychosozialen Störungen und mit der Einstellung zum eigenen Körper zusammen. Siehe auch „Heißhunger"!

Symptome

Selbst herbeigeführte Gewichtsabnahme durch vermindertes Essen oder durch Missbrauch von Appetitzüglern. Extremes Untergewicht hat viele Erkrankungen zur Folge.

Körperlich-seelische Funktionsebene

Unter der Haut liegt unser Bindegewebe, ein Netzgewebe, das den ganzen Körper durchzieht, sämtliche Körperzellen verbindet (Bindegewebe) und ihnen als

Lebensquell dient. Es lagert Wasser und Fett ein. Das Bindegewebe gehört zur Thematik „Gerüst des Körpers" und spiegelt unsere Empfindlichkeit gegenüber Rückhalt vom sozialen Umfeld und unserer eigenen Bewegung.

Geistig-soziale Handlungsebene

In der Herkunftsfamilie von Betroffenen herrschten ein großes Harmoniestreben und eine entsprechende Konfliktverdrängung zwischen Vater und Mutter. Die Mutter ist häufig übermäßig ängstlich, was die Tochter an ihrer Mutter stört und dazu veranlasst, sich eher dem Vater zuzuneigen – um überhaupt noch Rückhalt zu erfahren. Betroffene haben demnach keine gute Sicht auf die Mutter und damit auch nicht auf ihren weiblichen Körper.

Bearbeitung

Ziel ist es, die Mutter und ihre Lebensart zu gewinnen bzw. eine gute Sicht auf die Mutter zu bekommen und damit auch auf seinen eigenen Körper.

Migräne

Bei Migräne handelt es sich um anfallsweise auftretende, heftige Kopfschmerzen, die häufig eine Seite des Kopfes betreffen und in der Regel vier bis 72 Stunden anhalten. Migräne ist eine der häufigsten neurologischen Erkrankungen. Die Entstehungsursache ist bis heute unbekannt.

Symptome

Starke Kopfschmerzen, pulsierend oder klopfend, auf einer Seite des Kopfes. Sie werden durch körperliche Aktivität verstärkt und es setzt eine Licht- und Lärmempfindlichkeit ein.

Körperlich-seelische Funktionsebene

Nerven bilden eine innerliche Kommunikation ab. Schmerzen in den Nerven repräsentieren äußere Bewegungen, die man gehen möchte, aber aufgrund sozialer Umstände nicht kann.

Geistig-soziale Handlungsebene

Migräne ist Ausdruck von Handlungen, die man tut, aber eigentlich nicht tun möchte. Der Andere hat etwas für uns getan. Jetzt glauben wir für ihn auch etwas tun zu müssen, natürlich am besten das, was er gern möchte. In unserem Innern spüren wir, dass wir dies eigentlich gar nicht tun möchten, sondern viel lieber etwas für uns selbst. Aber wir haben es ja so gelernt, dass man mehr für den Anderen da sein sollte als für sich selbst. Die wahnsinnigen Nervenschmerzen sind damit nur eine negative Rückkopplung unseres eigenen Wahnsinns.

Bearbeitung

Einmal mehr zeigt sich, dass wir nicht erblich kranke Wesen sind, die Gefangene ihres Schicksals sind, sondern Gestalter unseres Lebens. Doch dafür brauchen wir einen wirksamen Mit-Arbeiter (Coach), der uns „kitzelt", uns von unseren Wahnvorstellungen, was man für den Anderen tut und für sich selbst tut, *entbindet*. Denn unser Denken kann Mauern zum Einstürzen bringen, Krankheiten besiegen und unsere Ängste und

Zwänge lösen. *Nur, allein „kitzeln" können wir uns noch nicht!*

Morbus Crohn

Morbus Crohn ist eine chronische Dünndarmerkrankung, die meist mit schubartigen Schmerzen verbunden ist und als Autoimmunkrankheit der Darmschleimhaut klassifiziert wird.

Symptome
Durchfälle, heftige Schmerzen, Übelkeit, verschiedene Mangelerscheinungen.

Körperlich-seelische Funktionsebene
Als ein Organ des Verdauungstraktes zeigt auch der Dünndarm eine Empfindlichkeit darüber, ob man dem Anderen von Nutzen sein kann, um auch selbst Versorgung vom Anderen zu erfahren. Doch nur in seiner Eigenbewegung und Eigenwilligkeit (Persönlichkeit) kann man dem Anderen nützlich sein und die Versorgung sicherstellen. Wird die Eigenbewegung durch äußere Einwirkung von Fremdbewegungen des Anderen eingeschränkt, kommt es im Dünndarm zu Störungen.

Geistig-soziale Handlungsebene
Kann im Bannkreis des Anderen nicht seine Eigenbewegung (Persönlichkeit) leben, lehnt aber Alternativen ab. Fühlt sich unfähig und unmündig, die eigene Persönlichkeit zu leben, gibt aber dem Anderen die Schuld dafür, dass man es eben nicht leben könnte. Autoaggressiver Prozess.

Bearbeitung

Sich über seine Persönlichkeit klar werden und seine Eigenbewegungen gegenüber dem Anderen gewinnen!

Mukoviszidose

Mukoviszidose ist eine Stoffwechselkrankheit. Die Menschen erkranken durch eine Fehl-Zusammensetzung aller Sekrete exokriner Drüsen, wie Bauchspeicheldrüse, Bronchien, Dünndarm und der Schweißdrüsen. Der Wassergehalt der Sekrete ist zu niedrig, sie werden zähflüssig und können nicht mehr abtransportiert werden.

Symptome

Chronischer Husten aufgrund zähflüssigen Schleims der Bronchien; Verdauungsstörungen im Darm mit zähflüssigen Darmsekreten; Störung der Gallensekrete führt zu Leberzirrhose und Gallensteinen.

Körperlich-seelische Funktionsebene

Eine generelle Insuffizienz von Wasser in den Sekreten bedeutet, dass zu viele ungelöste Beziehungen auf der geistig-sozialen Ebene existieren. Heftige Sehnsucht nach erfüllenden Beziehungen und Schüchternheit, ebendiese Beziehungen einzufordern oder sich abzugrenzen. Schwankend zwischen brennender Begierde und Scham, bleibt unsicher, fühlt sich beobachtet. Jetzt verdicken die Sekrete.

Geistig-soziale Handlungsebene

Zwischenmenschliche Beziehungen und Bindungen sind von entscheidender Bedeutung und keine „verzichtbare Folklore". Verdicken die Sekrete unserer Drüsen, fürchten wir unsere Begehrlichkeit nach Beziehungen und die Absage von Beziehungen der Anderen zu uns. Wir verbergen unsere starken Beziehungswünsche und haben gleichzeitig Angst, Beziehungen einzufordern bzw. überbordende Beziehungswünsche Anderer abzugrenzen.

Bearbeitung

Erkennen, dass man auch alleine existieren kann! Sich durch Beziehungen „gefördert" und nicht nur „gefordert" fühlen! Vertrauen und Beziehungen fördern!

Multiple Sklerose

Multiple Sklerose ist eine entzündliche, meist in Schüben verlaufende Erkrankung von Gehirn und Rückenmark, bei der es zu einer Entmarkung von Nervensträngen kommt. Mit zunehmender Krankheitsdauer werden immer mehr Nervenfasern beschädigt, sodass die neurologischen Ausfälle zunehmen.

Symptome

Sehstörungen, Schwächegefühl in den Beinen, Sprachstörungen, psychische Störungen.

Körperlich-seelische Funktionsebene

Das ZNS hat gegenüber dem restlichen Körper ein anderes Milieu bzw. Rhythmus. Das ZNS ist der Vater, das PNS ist die Mutter. Wenn der Vater in regelmäßigen

Abständen immer wieder versucht dem Kind seinen Rhythmus aufzudrängen, weiß das Kind bald selbst nicht mehr, was richtig oder falsch ist (Missbrauch in der Familie).

Geistig-soziale Handlungsebene

Kann sich aufgrund der sozialen Umstände nicht selbst leben. Der natürliche Schutz vor fremden Aktionspotenzialen geht verloren. Die Aktionspotenziale der Anderen sind um ein Vielfaches größer und zerstören unsere natürliche Isolation (Myelin). Es werden Fette (Schutzschicht) an den Nervenfasern abgebaut. Es kommt zur Krankheit.

Bearbeitung

Sich energetisch aus dem Bannkreis des Anderen befreien! Sich voller Vertrauen seinen individuellen Lebenswünschen zuwenden!

Nasennebenhöhlenentzündung (Sinusitis)

Bei der Nasennebenhöhlenentzündung geht der entzündliche Prozess von der Nasenschleimhaut aus und greift dann auf die Schleimhaut der Nebenhöhlen über. Oft sind Kieferhöhlen und Stirnhöhle betroffen.

Symptome

Auslöser für das typische Druckgefühl im Kopf ist eine Ansammlung von Schleim und Eiter in den Nasennebenhöhlen. Verschluss der Nasennebenhöhlen durch verstärkte, andauernde Schleimbildung.

Körperlich-seelische Funktionsebene

Schwellung der Nasenschleimhaut ist Ausdruck einer überhöhten Erwartungshaltung, die durch Andere massiv enttäuscht wurde. Dies führt zu einer Überaktivität der Zellmembran und Schwellung der Zellen. Hier muss das übermäßige Erwartungspotenzial bei einem selbst abgebaut werden.

Geistig-soziale Handlungsebene

In der Körpersoziologie gehören die Schleimhäute zum PNS und damit zu der Repräsentation der Mutter in der Familie. Aufgrund unterdrückter Aktionspotenziale gegenüber der Mutter – eine emotionale Stimmungslage, die der Mutter gegenüber nicht aktiv und adäquat geäußert wurde – kommt es jetzt zu einer negativen Rückkopplung in unserem Körper als überhöhte Aktionspotenziale der Zellmembran der Schleimhautzellen. Dies initiiert eine überhöhte Aktivierung der Zelle mit der Folge der Zellvergrößerung (Schwellung) und verstärkten Schleimbildung.

Bearbeitung

Den Stachel der Enttäuschung ziehen! Aktiv und adäquat der Mutter antworten!

Neurodermitis

Neurodermitis ist eine chronisch-entzündliche, häufig in Schüben verlaufende Hauterkrankung. 85 % der Neurodermitis-Erkrankungen beginnen ab dem 6. Lebensjahr. Neurodermitis befällt unterschiedliche Hautbereiche.

Symptome
Trockene Haut und starker Juckreiz. Oft Bläschen, Knötchen und Krusten im nässenden, geröteten Hautbereich.

Körperlich-seelische Funktionsebene
Die Haut als Sinnesorgan hat die Thematik der Begeisterung, der Stimmungslage und der daraus empfundenen Zufriedenheit und Attraktivität des eigenen Ichs in der sozialen Gemeinschaft. Hautprobleme sind Ausdruck einer Unzufriedenheit mit sich selbst und der Stimmungslage der Anderen.

Geistig-soziale Handlungsebene
Innerer Zweifel an uns selbst und damit Verlust von Begeisterung und Attraktivität für das eigene Leben. Wir werden ein treuer „Fahnenträger" des Anderen, doch insgeheim hadern wir mit ihm und seiner Art, wie er mit anderen Menschen, die uns auch lieb sind, umgeht. Seine Art und Weise geht uns unter die Haut, doch wir scheuen die Auseinandersetzung mit ihm. Stattdessen setzen wir uns mit uns selbst auseinander – eine Auseinandersetzung auf unserer Haut!

Bearbeitung
Die extreme Stimmungslage zwischen dem Recht des Einzelnen auf Eigenart und dem Unrecht, es nicht zu bekommen, bei Vater und Mutter auflösen – dann ist das Kind auch von Neurodermitis erlöst.

Nierenbeckenentzündung

Bei einer Nierenbeckenentzündung spielt sich der Entzündungsprozess an der Schleimhaut des Hohlraumsystems der Nieren ab.

Symptome

Gesteigerter und häufiger Harndrang, aber nur geringe Urinmenge. Schmerzen sowie Brennen beim Wasserlassen. Zusätzlich können Fieber und Schüttelfrost auftreten.

Körperlich-seelische Funktionsebene

Die Niere gehört zu den inneren Organen, die allesamt die Versorgung des Körpers als Thematik haben. Dieser Umstand verursacht eine Empfindlichkeit der Niere, ob beide Seiten den gleichen Beitrag (Bilanz) zur Versorgung der sozialen Gemeinschaft leisten. Störungen in der Niere zeigen, dass die Beiträge von den Partnern unterschiedlich aufgefasst werden, aber die emotionale Auseinandersetzung gescheut wird. Störungen in der Schleimhaut der Nieren sind demnach Ausdruck ähnlicher oder nicht-ähnlicher Beiträge.

Geistig-soziale Handlungsebene

In der Auseinandersetzung mit dem Anderen ist ein Gewinner-und-Verlierer-Spiel über die Beiträge in der sozialen Gemeinschaft im Gange. Wer hat warum den höheren Beitrag gegenüber dem Anderen geleistet? Aufgrund *unterdrückter* Beitragsnachweise gegenüber dem Anderen kommt es jetzt zu einer negativen Rückkopplung in unserem Körper als *überhöhte* Reizung der Schleimhautzellen.

Bearbeitung

Aktiv und adäquat dem Anderen antworten! Das Gewinner-und-Verlierer-Spiel beenden!

Nierenversagen (Chronische Niereninsuffizienz)

Chronisches Nierenversagen ist eine langsam fortschreitende Einschränkung der Nierenfunktion. Durch verminderte Ausscheidung von Stoffwechselprodukten erhöhen sich harnpflichtige Substanzen im Blut, was die Organe schädigt.

Symptome

Abgeschlagenheit, Teilnahmslosigkeit, Übersäuerung, Blutarmut, Schlafstörungen, Bluthochdruck.

Körperlich-seelische Funktionsebene

Die Niere gehört zu den inneren Organen, die allesamt die Versorgung des Körpers als Thematik haben. Dieser Umstand verursacht eine Empfindlichkeit der Niere, ob beide Seiten den gleichen Beitrag (Bilanz) zur Versorgung der sozialen Gemeinschaft leisten. Störungen in der Niere zeigen, dass die Beiträge von den Partnern unterschiedlich aufgefasst werden, aber die emotionale Auseinandersetzung gescheut wird. Übertriebene Nestbindung, Übergewicht oder extremer Arbeitseinsatz sollen darüber hinwegtäuschen.

Geistig-soziale Handlungsebene

Aufgrund der sozialen Umstände ist die betroffene Person unfähig (Insuffizienz), einen Beitrag zur Versorgung der Gemeinschaft zu leisten, lehnt aber jede Alternative ab! Getraut sich nicht, aus dem Bannkreis der anderen Person zu gehen. Fühlt sich dafür nicht genügend geschult und befähigt. Die Folge sind fehlende Funktion und Entmarkung der Nieren, was zu chronischem Nierenversagen (Niereninsuffizienz) führt.

Bearbeitung

Den Bannkreis durchschlagen! Sich seiner Fähigkeiten bewusst werden! Eine neue soziale Gemeinschaft schaffen, in der alle die gleichen Beiträge einbringen!

Osteoporose

Bei Osteoporose handelt es sich um eine Knochenerkrankung im höheren Lebensalter, die durch eine verminderte Knochenfestigkeit gekennzeichnet ist. Infolgedessen brechen die Knochen leichter.

Symptome

Eine verringerte Knochendichte verursacht keine spürbaren Symptome. Krankheitszeichen können Knochenbrüche ohne nennenswerte Gewalteinwirkung sein.

Körperlich-seelische Funktionsebene

Das menschliche Skelett besteht aus 206 Knochen. Mehr als die Hälfte unserer Knochen steckt in den Händen und Füßen. Der Knochen oder das Knochengewebe ist ein besonders hartes, skelettbildendes Stützgewebe, und es lebt! Im Knochenmark bilden sich die roten und weißen Blutkörperchen und Blutplättchen.

Geistig-soziale Handlungsebene

Der Knochen ist die Handwerksstube, in der weiße (Immunsystem) und rote (Sauerstofftransport) Blutkörperchen und Blutplättchen (Gerinnung für Verletzungen) hergestellt werden. Osteoporose ist demnach Ausdruck davon, dass unsere Handwerksstube alt geworden ist – man hat versäumt, in die Handwerksstube mit „körperlichen Bewegungen" <u>zu investieren</u> und sie mit gutem Material wie Kalzium und Vitamin D <u>zu versorgen.</u>

Bearbeitung

Modernisierung der sozialen Lebensumstände!

Parkinson

Parkinson ist ein neurologisches Krankheitsbild des fortgeschrittenen Lebensalters und wird signifikant als eine idiopathische Erkrankung eingestuft. Das heißt, mögliche Ursachen im Sinne einer Entstehung durch innere oder äußere Einflussfaktoren sind diagnostisch nicht fassbar. Medizinisch gesichert ist, dass durch das Absterben von Zellen im Mittelhirn (ZNS) ein Mangel an dem Botenstoff Dopamin entsteht.

Symptome

Zunehmende Verlangsamung aller Bewegungen. Unwillkürliches Zittern der Hände, das bei gezielter Bewegung aufhört, später Zittern in Ruhe. Gleichgewichtsstörungen, erhöhte Muskelspannung.

Körperlich-seelische Funktionsebene

Das ZNS hat gegenüber dem restlichen Körper ein anderes Milieu bzw. Rhythmus. Das ZNS ist der Vater, das PNS ist die Mutter. <u>Wenn der Vater der Familie seinen Rhythmus aufdrängt,</u> weiß das Kind nicht mehr, was richtig oder falsch ist.

Geistig-soziale Handlungsebene

Systemisch gesehen ist dies bereits ein wichtiger Anhaltspunkt. Das Kind wurde durch Abwesenheit oder extreme Lebensart des Vaters systemisch auf den Pol der Mutter gezwungen. Und trotz aller Ereignisse in der Familie wurde es immer wieder zur Ruhe ermahnt. Obwohl heute den Betroffenen selbst bewusst ist, wie unbeweglich und unflexibel sie in den Tiefen ihrer Seele sind, trotz all der eindrucksvollen Dinge, um die sie sich stets bemüht haben, wollten sie im zunehmenden Alter einen Teil ihrer frühkindlichen Familiendynamik, die von Erstarrung und Angst geprägt war, abschütteln. Haben sie doch im Schweiße ihres Angesichts versucht, in der Welt noch etwas Besonderes zu erreichen. Die Krankheit ist die fortgeschrittene Folge (Erkenntnis), dass neben dem hohen Anspruch und sicherlich auch verwirklichten Leistungen aber die Angst vorherrscht, das Wesentliche doch nicht erreicht zu haben. Das Krankheitsbild demonstriert eindrucksvoll die *Diskrepanz zwischen Wollen und Können* im Vorstadium eines sichtbaren Körperausdrucks.

Bearbeitung

Dem Parkinson-Patienten fehlt von Kindesbeinen an das Aha-Erlebnis zu dem Chaos und andauernden Auseinandersetzungen und deren Bedeutung in seinem Familiensystem. Hier müssen Aha-Erlebnisse nachgeholt werden, damit es wieder zu Dopaminausschüttungen kommt.

Pollenallergie

Als Pollenallergie oder Heuschnupfen wird eine fehlgesteuerte Immunreaktion des Körpers gegenüber bestimmten Baum- und Blütenpollen bezeichnet, die über die eingeatmete Luft in den Körper gelangen und die Nasenschleimhaut reizen. Häufig tritt zusätzlich eine allergische Bindehautentzündung auf. Viele Pollenallergiker entwickeln eine Kreuzallergie mit Nahrungsmitteln, deren Strukturen wenigstens in einem Merkmal denen der Pollen ähneln, zum Beispiel Gras- und Getreidepollen mit Hülsenfrüchten (Erdnüssen) oder Birkenpollen mit Äpfeln, Steinobst, Haselnuss.

Symptome
Juckreiz der Nase, Niesattacken, verstopfte Nase mit Fließschnupfen; bei Beteiligung der Bindehaut des Auges auch tränende, gerötete Augen.

Körperlich-seelische Funktionsebene
Reizung der Nasenschleimhaut ist Ausdruck einer überhöhten Erwartungshaltung, die durch Andere massiv enttäuscht wurde. Dies führt zu einer Überaktivität der Zellmembran und Schwellung der Zellen. Hier muss das übermäßige Erwartungspotenzial bei einem selbst abgebaut werden.

Geistig-soziale Handlungsebene

In der Körpersoziologie gehören die Schleimhäute zum PNS und damit zu der Repräsentation der Mutter in der Familie. Aufgrund unterdrückter Reaktionspotenziale bezüglich mangelnder Selbstunterscheidung gegenüber der Mutter – <u>eine emotionale Stimmungslage, die der Mutter gegenüber nicht aktiv und adäquat geäußert wurde</u> – kommt es jetzt zu einer negativen Rückkopplung in unserem Körper als überhöhte Reaktionspotenziale der Zellmembran der Schleimhautzellen. Dies initiiert eine überhöhte Reizung der Zelle mit der Folge der Zellvergrößerung (Schwellung) und verstärkten Schleimbildung.

Bearbeitung

Den Stachel der Enttäuschung ziehen! Aktiv und adäquat der Mutter antworten!

Prostatakrebs

Prostatakrebs ist der häufigste Tumor im Urogenitalienbereich der Männer. Pro Jahr kommt es zu ca. 45.000 Neuerkrankungen der Drüsenzellen der Prostata.

Symptome

Verursacht lange Zeit keine Symptome. Beschwerden treten erst dann auf, wenn der Tumor so groß ist, dass er auf die Harnröhre übergreift und zu Blasenentleerungsstörungen, ähnlich einer gutartigen Prostatavergrößerung, führt. Eventuell zusätzlich Blut im Urin, Schmerzen in der Prostata und Schmerzen im unteren Rückenbereich.

Körperlich-seelische Funktionsebene

Die Prostata (Vorsteherdrüse) gehört zu den männlichen Geschlechtsorganen, die allesamt die Fortpflanzung als Thematik haben. Dieser Umstand verursacht eine Empfindlichkeit gegenüber dem anderen Geschlecht in dem Sinne, ob man dem Anderen Erfüllung geben kann, wie man ist und wo man ist, um auch selbst Erfüllung zu erfahren.

Geistig-soziale Handlungsebene

Krebs gehört zur Krankheitskategorie Tumore und hat damit die soziale Überschrift *„Im Zweck des Anderen"*, hier im Zweck der weiblichen Ansprüche gegenüber dem Mann. Prostatakrebs ist demnach nicht in erster Linie Ausdruck eines zerstörerischen Zellwachstums, sondern Ausdruck einer zerstörerischen sozialen Interaktion zwischen dem männlichen *Erfüllungsdrang* und dem *weiblichen Erfüllungsanspruch*. Der Krebs in der Prostata ist somit *„konsensueller Ausdruck"* einer widerwilligen Unterordnung und eines unterdrückten Unmuts des Mannes gegenüber der Zweckmäßigkeit der weiblichen Ansprüche für die Familie.

Er fühlt sich in seiner männlichen Präsenz als *„Erfüller"* der Familie unbeachtlich gegenüber seiner Frau. So ist zum Beispiel die hohe Erkrankungsrate von Krebs in der Prostata bei Partnerschaften auffällig, in denen die Frau das Vermögen besitzt und damit faktisch die *Erfüllungsrolle* übernommen hat und sich der Ehemann in *konsensueller Zweckmäßigkeit* als „Statthalter des Vermögens seiner Frau" unterordnet.

Bearbeitung

Operation und Chemotherapie sind jetzt lebenswichtig. Doch mindestens ebenso wichtig ist es, der Ursache *systematisch* und *systemisch* nachzugehen und sie aufzulösen. Das Ganze ist eben mehr als nur die Summe seiner Teile. Es reicht eben nicht, nur die Symptome zu bekämpfen. Das wäre vergleichbar mit dem Abstellen eines Brandmelders, damit ist aber das Feuer noch lange nicht gelöscht. Die Konsequenz wäre ein jahrelanger Kampf mit dem Krebs. Keine weitere „Zurückstellung" eigener Lebenswünsche! Gemeinsam eine neue Lebensmelodie finden, in der sich beide Partner erfüllen können!

Reizdarm

Der Reizdarm beruht auf einer funktionellen Störung. Eine organische Ursache ist nicht feststellbar.

Symptome

Krampfartige, brennende oder stechende Bauchschmerzen. Verstopfung oder Durchfall im Wechsel. Häufig verstärkte Beschwerden nach Ärger oder Stress.

Körperlich-seelische Funktionsebene

Als ein Organ des Verdauungstraktes zeigt auch der Darm eine Empfindlichkeit darüber, ob man dem Anderen von Nutzen sein kann, um auch selbst Versorgung vom Anderen zu erfahren. Doch nur in seiner Eigenbewegung und Eigenwilligkeit (Persönlichkeit) kann man dem Anderen nützlich sein und die Versorgung sicherstellen. Wird die Eigenbewegung durch äußere Einwirkung von Fremdbewegungen des Anderen eingeschränkt, fühlen wir uns gereizt.

Geistig-soziale Handlungsebene

Angst vor Durchdringung des Anderen führt zu Widerstand und Unverträglichkeit des Anderen. Übersteigende Reize führen dazu, dass man „schnell bei der Hand ist" mit der Bewertung der Persönlichkeit des Anderen.

Bearbeitung

Hier ist eine selektive Beachtung von „Ich" und „Du" besonders wichtig. Das „Mitgefühl mit dem Anderen" (fühle mich durch den Anderen gereizt) abbauen und das „Mitgefühl mit mir" aufbauen!

Reizmagen

Der Reizmagen beruht auf psychischen und sozialen Faktoren. Eine organische Ursache, zum Beispiel eine Entzündung, kann nicht festgestellt werden.

Symptome

Oberbauchbeschwerden. Häufig verstärkte Beschwerden nach Ärger und/oder Stress.

Körperlich-seelische Funktionsebene

Unser Magen ist wie ein Empfangszimmer, das vieles von außen aufnimmt. Manches ist schwerverdaulich (Schweinshaxe 8 Std.), anderes ist konform (Wasser 30 min.). Unsere *Aufnahmebereitschaft* und der nachfolgende Stoffwechsel sind Voraussetzungen für unser Leben.

Geistig-soziale Handlungsebene

Aufnahmebereitschaft ist Integration in das soziale Umfeld. Sind wir nicht bereit, die Meinungen Anderer *aufzunehmen,* oder haben wir Angst, den sozialen Normen nicht zu entsprechen, kann es uns auf den Magen schlagen. Die sozialen Einflüsse von außen werden mit innerem Selbstverständnis abgeglichen und können uns reizen, wenn wir kein Verständnis für die sozialen Einflüsse finden. Verständliches reizt nicht!

Bearbeitung

Einmal mehr zeigt sich, dass wir nicht erblich kranke Wesen sind, die Gefangene ihres Schicksals sind, sondern Gestalter unseres Lebens. Doch dafür brauchen wir einen wirksamen Mit-Arbeiter (Coach), der uns „kitzelt" und uns so von dem Unverständlichen in unserem sozialen Umfeld *entbindet.* Denn unser Denken kann Mauern zum Einstürzen bringen, Krankheiten besiegen und Ängste lösen. *Nur, allein „kitzeln" können wir uns noch nicht!*

Schilddrüsenentzündung (Thyreoiditis)

Eine akute, meist bakterielle Entzündung des Schilddrüsengewebes ist sehr selten. Am häufigsten kommt die schleichend verlaufende Schilddrüsenentzündung (Hashimoto-Thyreoiditis) vor.

Symptome

In der Regel unmerklicher Beginn, meist wird die Erkrankung erst im Spätstadium erkannt, wenn bereits eine Schilddrüsenunterfunktion vorliegt.

Körperlich-seelische Funktionsebene

Die Schilddrüse erscheint in der Evolution erst ab den Amphibien-Tieren, die als Erstes vom Wasser aus das Land erobern. Damit steht die Schilddrüse für Expansion, was für Wachstum, Ausbreitung, Veränderung und „Zunahme der räumlichen Ausdehnung" steht.

Geistig-soziale Handlungsebene

Eine Infektion der Schilddrüse (Hashimoto-Thyreoiditis) ist Ausdruck einer Partnerschaft, die zwischen Himmel und Hölle bzw. zwischen Gewinner und Verlierer stattfindet. Der Betroffene hat den Glauben an sich gegenüber der Willkür des Anderen verloren.

Bearbeitung

Nicht länger einen Spagat zwischen der eigenen Expansion und der Expansion des Anderen versuchen! Ein Spagat kann uns zerreißen – die permanente Zerreißprobe. Nicht mehr zulassen, dass uns der Andere „unter die Haut" geht! Fehlende Perspektive mit dem Anderen beenden! Sich selbst gewinnen!

Schilddrüsenkrebs

Bei Schilddrüsenkrebs handelt es sich bei 70 % der Fälle um so genannte differenzierte Karzinome, die von den Follikelzellen der Schilddrüse ausgehen.

Symptome

Der Tumor verursacht zunächst häufig keine typischen Symptome. Wichtiges Warnsignal sind rasch wachsende Knoten in der Schilddrüse.

Körperlich-seelische Funktionsebene

Die Schilddrüse erscheint in der Evolution erst ab den Amphibien-Tieren, die als Erstes vom Wasser aus das Land erobern. Damit steht die Schilddrüse für Expansion, was für Wachstum, Ausbreitung, Veränderung und „Zunahme der räumlichen Ausdehnung" steht.

Geistig-soziale Handlungsebene

Schilddrüsenkrebs ist demnach nicht in erster Linie Ausdruck eines zerstörerischen Zellwachstums, sondern ein Ausdruck einer zerstörerischen konsensuellen Interaktion einer widerwilligen Unterordnung und Unterdrückung des eigenen Expansionswunsches gegenüber der Zweckmäßigkeit der Expansionswünsche des Anderen.

Bearbeitung

Operation und Chemotherapie sind jetzt lebenswichtig. Doch mindestens ebenso wichtig ist es, der Ursache *systematisch* und *systemisch* nachzugehen und sie aufzulösen. Das Ganze ist eben mehr als nur die Summe seiner Teile. Es reicht eben nicht, nur die Symptome zu bekämpfen. Das wäre vergleichbar mit dem Abstellen

eines Brandmelders, damit ist aber das Feuer noch lange nicht gelöscht. Die Konsequenz wäre ein jahrelanger Kampf mit dem Krebs. Keine weitere „Zurückstellung" eigener Expansion! Gemeinsam eine neue Lebensmelodie finden, in der beide Partner expandieren können! Die „dritte Position" finden!

Schilddrüsenüberfunktion (Hyperthyreose)

Bei der Schilddrüsenüberfunktion produziert die Schilddrüse zu viele Hormone, wodurch der Energieumsatz und damit die Stoffwechselprozesse des Organismus gesteigert werden.

Symptome

Unruhe, Nervosität, Zittern der Hände, Gewichtsabnahme bei gleich bleibendem oder sogar gesteigertem Appetit. Schneller Puls, erhöhter Blutdruck infolge der gesteigerten Stoffwechsellage.

Körperlich-seelische Funktionsebene

Die Schilddrüse gehört zu den inneren Organen, die die Versorgung unseres Körpers gewährleisten. Diese Thematik verursacht eine Empfindlichkeit darüber, ob man dem Anderen von Nutzen sein kann, wie man ist und wo man ist, um auch selbst Versorgung von dem Anderen zu erfahren.

Geistig-soziale Handlungsebene

Die Schilddrüse erscheint in der Evolution erst bei den Amphibien-Tieren, die gleichzeitig am Land und im Wasser leben können. Damit steht sie für expansive

Wünsche im Sinne einer Selbstverwirklichung. Die Schilddrüsenüberfunktion signalisiert, dass man „im Bannkreis eines Anderen" steht. Somit ist das eigene Dasein in der Partnerschaft „ohne Gewicht", egal was man auch anstellt. Der Andere nimmt mit seiner persönlichen Biografie in der Partnerschaft so viel Platz ein, dass man seine eigenen Lebenswünsche nicht mehr lebt, andererseits aber auch Alternativen ablehnt.

Bearbeitung

Den „scheinbaren Eigenausdruck", dass das eigene Dasein Gewicht in der Partnerschaft hat, erkennen und auflösen und damit kraftvoll den Bannkreis des Anderen durchbrechen!

Übernommene Bewegung des Anderen (fehlende Eigenbewegung) beenden und die eigene Lebensperspektive leben!

Schilddrüsenunterfunktion (Hypothyreose)

Bei der Schilddrüsenunterfunktion produziert die Schilddrüse zu wenige Hormone, wodurch der Energieumsatz und damit die Stoffwechselprozesse des Organismus vermindert werden.

Symptome

Verminderte körperliche und geistige Leistungsfähigkeit. Müdigkeit, Antriebsmangel und *Gewichtszunahme.* Eine Schilddrüsenunterfunktion kann eine Depression hervorrufen.

Körperlich-seelische Funktionsebene

Die Schilddrüse gehört zu den inneren Organen. Die Schilddrüsenhormone sind verantwortlich für einen Grundumsatz des Stoffwechsels, für die Empfindlichkeit des Herzens sowie für die Erregbarkeit von Muskel- und Nervenzellen. Damit repräsentiert die Schilddrüse auf der seelischen Ebene eine Empfindlichkeit darüber, ob man für den Anderen von Nutzen sein kann, wie man ist und wo man ist, um selbst Versorgung von dem Anderen zu erfahren.

Geistig-soziale Handlungsebene

Eine Schilddrüsenunterfunktion drückt aus, dass sich die betroffene Person in ihrem sozialen Umfeld gegenüber dem Anderen nicht behaupten konnte. Diese Person gestattet keinen eigenen Standpunkt. „Es zählt immer nur der Andere", und der eigene Widerspruch wird von dem Anderen nicht wahrgenommen und mit der Zeit aufgegeben, auch aus Angst, den Anderen zu verlieren. In den folgenden Jahren bemüht (chronische Erschöpfung) man sich nun, Beachtung zu finden, und gibt seinen Worten und Handlungen übermäßig Gewicht – *und dem Körper auch!*

Bearbeitung

Sich selbst einen eigenen Standpunkt erlauben, eigene Lebensvorstellungen gewinnen und damit die innere Leere verlieren! Die Angst vor der Konfrontation, verbunden mit der Angst, den Anderen zu verlieren, auflösen! Fehlende Perspektive im Lebensfeld auflösen! Eigene Perspektive in Bezug zum Anderen gewinnen!

Schlafstörungen

Schlafstörungen sind Abweichungen vom gesunden Schlaf. Erst wenn schlaflose Nächte die Leistungsfähigkeit am Tag anhaltend behindern, haben Schlafstörungen einen Krankheitswert.

Symptome

Oberflächlicher Schlaf, häufiges Aufwachen, Alpträume, vermehrter Schlafbedarf, stundenlanges Wachliegen, geistige Anstrengung.

Körperlich-seelische Funktionsebene

Eine länger andauernde Schlafstörung ist nicht in erster Linie die Summe biochemischer Störungen in unserem Körper, die unsere Lebensfreude eingrenzt, sondern die *„Spanne unserer Aufmerksamkeit" mit unseren momentanen sozialen Lebensumständen.*

Geistig-soziale Handlungsebene

Wer unter einer Schlafstörung leidet, kann demnach nicht abschalten, weil er sich seiner sozialen Position bzw. der sozialen Position Anderer in seinem Umfeld nicht sicher ist oder misstraut. Schlafen würde in diesem Augenblick bedeuten, dass man Kontrolle darüber abgibt. Der konsequente Versuch zu vermeiden, über die momentanen Lebensumstände nachzudenken, verewigt die Schlafstörung in Wirklichkeit. So geht es nicht! Die Schlafstörung mag in isolierter Betrachtung absurd erscheinen. Im Kontext mit unseren momentanen Lebensumständen ist sie die einzig mögliche und beste Reaktion auf momentan absurde Lebensumstände.

Bearbeitung

Wem seine Lebensumstände als momentan „absurde" klar werden, die man jetzt nicht verändern kann, wird beruhigt einschlafen – denn über absurde Lebensumstände nachzudenken ergibt keinen Sinn. Gute Nacht!

Schuppenflechte (Psoriasis)

Schuppenflechte ist eine chronische, entzündliche, nicht ansteckende Hauterkrankung, die in Schüben verläuft. Die Erkrankung beginnt oft in der Pubertät oder zwischen dem 40. und 50. Lebensjahr.

Symptome

Die Zellteilung der Haut ist stark erhöht. Dadurch kommt es zu einer verstärkten Verhornung mit der typischen silbrigen Schuppung. Trockene, silbrig glänzende Schuppen, die sich beim Kratzen wie Kerzenwachs ablösen. Rote Fleckenbildung.

Körperlich-seelische Funktionsebene

Haben wir bei der Bindehaut und Schleimhaut die Thematik der Unterscheidung von gelebten und nichtgelebten, von ähnlichen und nicht-ähnlichen Aktionspotenzialen, finden wir bei der Haut als Sinnesorgan die überhöhte Erwartungshaltung, die durch das soziale Umfeld enttäuscht wurde. Hier muss das übermäßige Erwartungspotenzial bei einem selbst abgebaut werden, sonst haben wir einen überfordernden Leistungsanspruch. Wie unsere Haut ist, ist stets Ausdruck unserer Erwartungshaltung und unserer Voreingenommenheit gegenüber dem sozialen Umfeld.

Geistig-soziale Handlungsebene

Selbst in der Schulmedizin wird als Ursache für Schuppenflechte körperlicher und seelischer Stress genannt, da konkrete körperliche Hinweise unbekannt sind. Wenn man jetzt das Wort Stress durch Druck ersetzt, dann wird langsam klar, was für soziale Umstände das Aufplatzen der Oberhaut verursachen. Ähnlich einer reifen Kirsche, die durch Regentropfen einen osmotischen Druck erfährt, was zum Aufplatzen der Schale führt, haben wir einen lieben Menschen um uns, der mit seiner liebenswerten Art tiefer eindringt, als uns recht ist. Aber in unserem Ringen um Selbstständigkeit getrauen wir uns nicht, ihm und seiner Art Schranken zu setzen. Wir weisen uns lieber selbst in Schranken mit überfordernden Leistungsansprüchen (Stress) uns gegenüber. Im Bannkreis des Anderen!

Bearbeitung

Betreffende Person identifizieren und den Bannkreis im guten Maß durchschlagen! Recht auf Individualität und Eigenart gegenüber dem Anderen vertreten!

Tinnitus

Als Tinnitus werden Ohrgeräusche bezeichnet, die scheinbar vom Ohr selbst erzeugt werden und Tage, Wochen oder Monate anhalten können. Tinnitus ist keine Krankheit, sondern ein Symptom.

Symptome

Kontinuierlich andauerndes Summen, Zischen, Pfeifen, Dröhnen oder Brummen.

Körperlich-seelische Funktionsebene

Das Ohr als Sinnesorgan hat die Thematik der Begeisterung, der Stimmungslage und der daraus empfundenen Zufriedenheit und Attraktivität des eigenen Ichs in der sozialen Gemeinschaft. Tinnitus ist demnach Ausdruck eines inneren Drucks, einer Unzufriedenheit mit sich selbst und seiner Erscheinung gegenüber dem sozialen Umfeld.

Geistig-soziale Handlungsebene

Der Mensch, der über Tinnitus klagt, verdrängt sehr kunstfertig innere Aspekte zu seiner äußeren Attraktivität. Er steht sich in seinem täglichen Ringen um Selbstständigkeit und seinem daraus resultierenden äußeren Erscheinungsbild scheinbar (Verdrängung) kritischer gegenüber, als der Andere ihm gegenübersteht. Dieses Scheingefecht zwischen inneren und äußeren Handlungen, die natürlich von höchster Attraktivität sind, und der scheinbaren Beweisführung gegenüber dem Anderen führt zu einem hörbaren Geräusch; im Gegensatz zu dem Hörsturz. Hier beteuern wir wortgewaltig unsere gemeinschaftlichen Handlungen mit dem Anderen, die unseren ureigenen Vorstellungen einer Gemeinsamkeit eigentlich nicht entsprechen.

Bearbeitung

Bei der Klärung eines Tinnitus ist es wichtig zu erkennen: Wie tun wir, was wir tun?

Übergewicht

Übergewicht entsteht, wenn dem Körper über einen längeren Zeitraum durch Nahrung mehr Fett und Kalorien zugeführt werden, als dieser für den täglichen Energiebedarf benötigt. Übergewicht ist keine eigenständige Erkrankung, doch wirkt es sich ungünstig auf zahlreiche Körperfunktionen aus und gilt als Risikofaktor für eine Reihe von Erkrankungen.

Symptome

Mehr oder weniger ausgeprägte Fettleibigkeit. Verminderte körperliche Belastbarkeit, verstärkte Schweißneigung.

Körperlich-seelische Funktionsebene

Unter der Haut liegt unser Bindegewebe, ein Netzgewebe, das den ganzen Körper durchzieht, sämtliche Körperzellen verbindet (Bindegewebe) und ihnen als Lebensquell dient. Es lagert Wasser und Fett ein. Das Bindegewebe gehört zur Thematik „Gerüst des Körpers" und spiegelt unsere Empfindlichkeit gegenüber Rückhalt vom sozialen Umfeld und unserer eigenen Bewegung. Störungen im Bindegewebe sind Ausdruck gelebter oder nicht-gelebter Aggressions- und AKTIONS-Potenziale mit dem Anderen.

Geistig-soziale Handlungsebene

Übergewicht manifestiert sich meist in der Pubertät. Als Kind sind wir auf Unterstützung im Wissen um Aktionen, Möglichkeiten und Identität angewiesen, doch statt Zuspruch haben wir fortlaufend Absagen erhalten. Wir finden uns nicht, bekommen Angst vor dem unver--

meidlichen Scheitern, sind darüber frustriert und essen ungehemmt. Übermäßiges Essen wirkt antidepressiv. Wir erfahren inakzeptable Umstände, aber leben keine entsprechend aggressiven Aktionspotenziale gegenüber den Anderen, aus Angst, sie zu verlieren. Jetzt haben die Zellmembranen als negative Rückkopplung ein erhöhtes Aktionspotenzial, was zunehmend Fetteinlagerung verursacht. Nicht die Fettzellenanzahl vergrößert sich, sondern die Zellen werden größer. Menschen, die von Freiheit und Selbstverwirklichung träumen, aber sie nicht schaffen.

Bearbeitung
Aktive Aktionen zur Selbstfindung durchführen! Angst vor der Konfrontation mit den Eltern/ Anderen auflösen! Selfness statt Wellness!

Zöliakie bzw. Sprue (Gluten-Unverträglichkeit)

Zöliakie ist eine chronische Erkrankung der Dünndarmschleimhaut aufgrund einer Überempfindlichkeit gegen Gluten, das in vielen Getreidesorten enthalten ist. Bei den Betroffenen werden durch Gluten (Klebereiweiß) die Zotten des Dünndarms angegriffen.

Symptome
Typisch sind Durchfälle mit fetthaltigen Stühlen, aufgetriebener Bauch, Gewichtsverlust sowie eine Aufnahmestörung von Nährstoffen.

Körperlich-seelische Funktionsebene

Auch der Dünndarm zeigt als Organ des Verdauungstraktes eine Empfindlichkeit darüber, ob man dem Anderen von Nutzen sein kann, um auch selbst Versorgung vom Anderen zu erfahren. Doch nur in seiner Eigenbewegung und Eigenwilligkeit (Persönlichkeit) kann man dem Anderen oder auch sich selbst nützlich sein und die Versorgung sicherstellen. Wird die Eigenbewegung durch äußere Einwirkung eingeschränkt, kommt es im Dünndarm zu Störungen.

Geistig-soziale Handlungsebene

Man ist mit seinen Handlungen (Kohlenhydrate) nicht den allgemein üblichen Handlungen des Umfeldes angepasst. Es kommt zu einer Unverträglichkeit mit den eigenen Handlungen gegenüber sich selbst oder dem Anderen.

Bearbeitung

Hier ist die selektive Beachtung der Eigenbewegung bzw. Persönlichkeit herauszuarbeiten. Ganz besonders sollte das „Mitgefühl mit sich selbst" aufgebaut und das „Mitgefühl mit dem Anderen" abgebaut werden.

Zwangsstörungen

Die echte Zwangserkrankung ist eine ernst zu nehmende psychische Störung, bei der sich dem Betroffenen Gedanken und Handlungen aufdrängen, die zwar als quälend empfunden, aber dennoch umgesetzt werden müssen.

Symptome

Die Hauptsymptomatik der Zwangsstörungen sind Zwangsgedanken wie zwanghaftes Zweifeln, Denken, Zwangs-Bilder und Zwangs-Befürchtungen. Des Weiteren Zwangshandlungen, wie der Waschzwang.

Körperlich-seelische Funktionsebene

Generell gilt: Je stärker ein Verhalten von dem sonst üblichen Verhalten abweicht und je mehr es den Betroffenen in seinem alltäglichen Leben behindert und einengt, umso eher wird man von einer zwanghaften Störung sprechen. Den Betroffenen ist zumindest zeitweilig die Unsinnigkeit ihres Denkens und Handelns bewusst. Trotzdem gelingt es ihnen nicht, sich aus der Gefangenschaft ihrer Zwangsgedanken und -handlungen zu befreien.

Geistig-soziale Handlungsebene

Für den systemisch-soziologischen Coach sind Zwangsstörungen soziale Störungen. Sie beginnen nach einem belastenden Konflikt in der Familie, Schule oder am Arbeitsplatz. Um es gleich deutlich zu sagen: Zwangserkrankungen sind nicht erblich veranlagt, sie sind also *kein genetisches Erbe, sondern ein sozialer Erwerb* – erworben am sozialen Umfeld.

Zwangshandlungen werden im Wechselspiel von Umwelteinflüssen, sozialen Beziehungen und eigenem seelischen Fühlen erworben und bilden somit kein auf sich gestelltes *„autistisches Eigenleben"*, sondern in der sozialen Umgebung eine *„Einheit des Überlebens"* ab.

Bearbeitung

Zwangserkrankungen und -handlungen mögen den meisten in isolierter Sicht *absurd* erscheinen. Im Kontext zwischenmenschlicher Kommunikation aber sind sie *die einzig möglichen und besten Reaktionen auf eine absurde Kommunikation von den Anderen zu uns!*

Der soziale Körper

Consensus corpus

Einleitung: Soziales Umfeld und Körper

Der Körper ist zwar Teil der Natur und als solcher ihren Gesetzen unterworfen – er wird geboren, muss ernährt werden und schlafen, er altert und stirbt –, doch unterscheidet sich die Art und Weise, *wie* diese natürliche Seite des Körpers wahrgenommen und gelebt wird, je nach sozialem Umfeld. Dabei muss der Körper in zweierlei Hinsicht betrachtet werden: Zum einen als Produkt, zum anderen als Produzent von sozialem Umfeld.

Der menschliche Körper ist insofern ein Produkt des sozialen Umfelds, als die Umgangsweisen mit dem Körper, das Spüren des Körpers von sozialen Strukturen, Werten und Normen geprägt sind.

Produzent von sozialem Umfeld ist der menschliche Körper dergestalt, dass soziales Zusammenleben und soziale Ordnung entscheidend von sozial handelnden Individuen beeinflusst werden. Die biologische Geschlechtsrolle muss nicht der sozialen Geschlechtsrolle entsprechen. Das „soziale Geschlecht" wird fortwährend durch konsensuelle Prozesse innerhalb der sozialen Gemeinschaft produziert und bestätigt.

Die Soziologie des Körpers untersucht die *Prozesse*, in denen der Körper zum Produkt und Produzenten von sozialem Umfeld wird. Sie beschäftigt sich also mit der *wechselseitigen Durchdringung* von Körper und sozialem Umfeld.

Methodische Überlegungen zum Körper

Ein zentrales Problem, das mit dem Körper als Forschungsobjekt einhergeht, ist dessen „Sprachlosigkeit". Einerseits mangelt es uns an sprachlichen Mitteln, um in differenzierter Weise über körperliche Erlebnisse, körperlich spürbare Gefühle oder körperliche Bedürfnisse und Empfindungen zu sprechen. Andererseits resultiert die Sprachlosigkeit des Körpers auch aus der Nähe, die jeder Mensch zu seinem Körper hat. Nichts ist uns so nah wie unser eigener Körper. Was immer wir tun, wo immer wir uns befinden, wie sehr wir uns womöglich wünschen, dass es anders wäre – der eigene Körper ist immer da. Aufgrund seiner Allgegenwärtigkeit ist der Körper etwas Selbstverständliches, und nichts scheint schwieriger zu sein, als über das Selbstverständliche zu sprechen. Um über etwas sprechen zu können, muss man eine distanzierte Position einnehmen. Zum eigenen Körper fehlt jedoch den meisten von uns im Alltagsleben die *reflexive Distanz*.

Wir nehmen unseren Körper in der Regel nur dann bewusst wahr, wenn er uns spürbar als Widerstand entgegentritt, vor allem bei Krankheit und Schmerzerfahrungen. Wer gesund ist, nimmt sich selbst körperlich kaum wahr. Weil uns unser Körper so nah ist, ist er so fern. Oder in den Worten des Philosophen Herbert Plügge: „Ich bin als Gesunder im alltäglichen Tun und Lassen gar nicht bei mir. Ich bin im Geplanten und Gewollten."

Spurensuche

Der menschliche Körper betritt die soziale Bühne zuerst im Sinne des biologischen Organismus. Die unterste Stufe der biologischen Systembildung stellen physikalisch-chemische Systeme dar. So zum Beispiel chemische Stoffe, die unsere Emotionen auslösen, wie Dopamin und Serotonin, um nur zwei Stoffe zu nennen. Dopamin spielt als *„Motivator"* eine große Rolle bei der *Regulierung* des Hormonhaushaltes und steht im engen Zusammenhang mit Psychosen und anderen Störungen; so ist etwa nachgewiesen, dass zum Beispiel für ADS/ADHS sowie für die Erkrankung an Parkinson ein Mangel an Dopamin verantwortlich ist. Serotonin ist der *„Vermittler"* und *reguliert* den Blutdruck, den Schlaf- und Wachrhythmus und sorgt für Ausgleich bei Druck (Stress). So vermittelt ein erhöhter Serotonin-Spiegel bei Verliebten Zufriedenheit und Wohlbefinden. Ein verminderter Serotonin-Spiegel dagegen führt zum Beispiel zu Migräne. Die Qualität aller Gefühle und Erregungen wird neurochemisch gesteuert, doch die *„antreibenden Dopamin-Moleküle"* und die *„ausgleichenden Serotonin-Moleküle"* werden nicht von sich aus aktiv. Sie müssen auf die Reise von einer Nervenzelle zur anderen geschickt werden. Sie übermitteln zwar Bedeutungen und lösen bei ihrer Ankunft Bedeutungen aus – *aber sie handeln nicht selber.* Kein chemischer Stoff in uns kann erklären, warum wir leben. Über dem physikalisch-chemischen System (**Funktionssystem**) bauen sich letztlich *Handlungssysteme* auf. Organismen müssen sich an ihre Umwelt anpassen, um zu überleben. *Die individuelle Aneignung der Umwelt erfolgt über sinnliche Erfahrungen und das daraus resultierende **konsensuelle Handeln**.*
Die Neurologen zeigen phantastische Einsichten in die

physikalischen und biochemischen Vorgänge in unserem Gehirn. Der Mechanismus, der Bewusstsein und damit soziales Verhalten erzeugt, ist noch lange nicht entschlüsselt.

„Wenn zwei Lebewesen über längere Zeit hinweg interagieren, sich also gegenseitig zu Strukturänderungen anregen, parallelisieren sich ihre Strukturen und vor allem ihre Nerven-systeme. Die dabei ausgebildeten Gemeinsamkeiten sind konsensuelle Bereiche. Dieser Prozess endet, wenn es zu Strukturveränderungen kommt, die den *konsensuellen Bereich* überschreiten und so keinen Anschluss ermöglichen." (H. Maturana, 1982: Die Organisation und Verkörperung von Wirklichkeit).

Konsens bedeutet demnach Übereinstimmung von Lebewesen hinsichtlich einer interagierenden Thematik. Das bedeutet jedoch noch nicht gleichzeitig eine Zufriedenheit der Beteiligten mit den Strukturänderungen. Fehlende Aufrichtigkeit gegenüber dem Anderen, Aufgabe der eigenen Meinung im Nutzen oder Zweck des Anderen, Verzicht auf die eigene Meinung, um den Anderen nicht zu behindern, Ablehnung einer Alternative usw. sind ebenfalls konsensuelle Verhaltensbereiche, die aber den eigenen Lebensstrukturen gegenläufig sind und im Laufe der Zeit zu tiefgreifenden psychischen und physischen Störungen führen. *Konsens heißt demnach Zustimmung trotz bestehender Hindernisse!*

Im Konsens bzw. in der Zustimmung gegenüber dem Anderen trotz eigener Vorbehalte sind wir in starker Emotionalität zum Anderen. Emotionen gibt es in der Regel nicht „an sich", sondern am Anderen. Emotionen wie Angst, Wut, Traurigkeit, Liebe und viele mehr sind ein Ausdruck eines *„Mitgefühls mit dem Anderen".* Erst wenn wir unser „*Mitgefühl mit uns selbst*" gewinnen, können wir unsere emotionalen Denkschemata gegenüber dem sozialen Umfeld erweitern.

Die biologische Geschlechtsrolle muss nicht der sozialen Geschlechtsrolle entsprechen. „Die Frau arbeitet wie ein Mann" zeigt, dass das „soziale Geschlecht" durch konsensuelle Handlungen im Alltag zwischen den Partnern oder in der Familie geschaffen wird.

Die zunehmend *funktionale Differenzierung* der Gesellschaft in eine Vielzahl von Arbeitsbereichen führte für den Einzelnen dazu, dass er das eigene Verhalten immer differenzierter, immer gleichmäßiger und stabiler *regulieren*, sich planender, vorausschauender und kontrollierter verhalten muss. Gleicher Wortlaut gilt auch für die Entwicklung vom Einzeller zum Mehrzeller. Die funktionale Differenzierung unseres Körpers in eine Vielzahl von organischen Arbeitsbereichen führte dazu, dass *die Handlungen der einzelnen Organe gleichmäßiger und stabiler reguliert werden* – mit Hilfe von Botenstoffen wie Dopamin oder Serotonin.

Der Körper und seine Organfunktionen sind somit **verkörperte Schnittpunkte** von Differenzierungen, Denkschemata und Wissensformen gegenüber dem sozialen Umfeld. *Funktionale Gestaltungs-Stoffe setzen handelnde Gestaltungs-Kräfte voraus.* Körper und soziales Umfeld korrespondieren fortlaufend miteinander und gestalten sich in Abhängigkeit voneinander selbst.

Der ständige Austausch zwischen sozialem Umfeld und physischem Körper führte in der Evolution dazu, *dass sich das soziale Umfeld in den Körper und der physische Körper sich in das soziale Umfeld „einschreibt".*

Vor etwa drei Millionen Jahren setzte sich in der Entstehungs- und Entwicklungsgeschichte des Menschen (Homo sapiens) ein spektakulärer Prozess durch, der bis heute Rätsel aufgibt. In einer vergleichsweise kurzen Zeit verdreifachte sich bei den Primaten die Größe ihres Gehirns. Hatte der Homo habilis schon 400 bis 500 Gramm Gehirnmasse, besitzt der moderne Mensch Homo sapiens, der vor etwa 400.000 Jahren hervortrat, ein Gehirn von durchschnittlich 1.500 Gramm.

Ein so schnelles Gehirnwachstum als Folge von veränderten Umweltbedingungen ist keineswegs normal. Das Gehirn wuchs schneller als der Körper. Doch die Hochleistungsgehirne brachten über Hunderttausende von Jahren kaum mehr als einen notdürftigen Faustkeil als Kulturleistung hervor. Noch die Werkzeuge der Neandertaler, die vor gerade mal 40.000 Jahren ausstarben, waren schlicht und wenig ausgefeilt. Offensichtlich hatte das Gehirn weitgehend andere Funktionen zu erfüllen als technischen Fortschritt.

Ganz offensichtlich hat der Mensch den größten Teil seiner Intelligenz nicht für simples Hantieren mit Steinen und Ästen benötigt, sondern für das komplizierte Sozialleben, das sich bei den Primaten entwickelte und sich in die Gehirnmasse einschrieb. Auch für den modernen Menschen sind seine Artgenossen die größte Herausforderung im Alltag!

Unsere Gehirne hatten und haben bis heute nicht die Aufgabe, ob im Regenwald, in der Savanne oder in der Großstadt, die objektive Erkenntnis der Welt zu schaffen, sondern **konsensuelle Handlungen** innerhalb sozialer Gruppen zu schaffen. Damit ist unser Körper Objekt sozialer Strukturen und gleichzeitig Subjekt sozialen Handelns (Consensus Corpus).

So finden wir in der Entwicklung unserer Gehirnmasse eine Verkörperung sozialen Handelns. Noch deutlicher ausgedrückt: Der Körper ist Produkt und gleichzeitig auch Produzent sozialer Strukturen. Krankheiten sind in diesem Sinne als Produkt sozialer Störungen im Umfeld des Körpers zu verstehen und beruhen auf konsensuellen Lebenshandlungen, die wir selbst innerhalb sozialer Gruppen (Familie) initiieren, die aber unserem ureigenen Lebensentwurf gegenläufig sind.

Körper und soziale Gesellschaft sind getrennt und funktionieren selbstbezüglich, zugleich aber hinterlässt sowohl das soziale Umfeld „Spuren im Körper", wie umgekehrt der Körper „Spuren in seinem sozialen Umfeld" hinterlässt. Ein natürlich körperliches Verhalten gab es am Anfang der Evolution nicht. Jede körperliche Aktivität ist durch Anpassung an die Umwelt und das soziale Umfeld geprägt.

Am „sozialen Körper" interessiert uns nicht, *was* der Körper ist, sondern *wie* er tut, was er tut – wie er sozial wahrgenommen wird und sich selbst dabei in der sozialen Interaktion bewertet. Dieses Wie verweist auf die Gestaltungskraft, die soziale Interaktion seit Millionen von Jahren hat.

Gesellschaft unter der Haut

Die vorgestellte Spurensuche zeigt, wie langandauernde Entwicklungen ihre Spuren am Körper hinterlassen, wie sich das soziale Leben in den Körper einschreibt, wie er soziale und ökonomische Handlungen hervorbringt und wie er als Ort spürbarer Erfahrungen *„Gesellschaft unter der Haut"* erlebt.

Dabei sollten wir uns in der Betrachtung des Körpers nicht damit begnügen, das wechselseitige Verhältnis von Körper und sozialem Umfeld analytisch getrennt zu behandeln und den Körper mal als Produkt und mal als Produzenten gesellschaftlicher Strukturen zu sehen. Vielmehr richten wir unseren Blick darauf, *wie der Körper als Gelenk fungiert*, das soziale Struktur und menschliche Handlungen verbindet – wie der Körper soziale Interaktion verkörpert.

Wann jemand wie, wo und warum zum Beispiel ein Enge- oder Weitegefühl in seinem Körper spürt, *ist in der Struktur des Leibes nicht angelegt.* Ob eine *empfundene* Weite die *Bedeutung* Entspannung, Trance, Einssein mit der Natur oder mit Geistern hat, variiert nach dem sozialen Umfeld, in dem der Mensch mit seinem Körper steht und sein Gefühl *empfindet* und *bedeutungsvoll* darüber nachdenkt.

Die Empfindlichkeit und deren Bedeutungen gegenüber den sozialen Anfangsbedingungen führen zu noetischen Abweichungsmustern und im Laufe der Zeit zu tiefgreifenden psychischen und physischen Veränderungen.

Ein Beispiel dazu: Die Aussage selbst und die Art und Weise, wie der Vater zu seinem damals 19-jährigen Sohn, als dieser seinen ablehnenden Bescheid von der Bundeswehr bekam, behauptete: „Du bist schwul", traf den Sohn tief in seinem Inneren. Im Laufe der Zeit bekam der heute 38-jährige Familienvater ein chronisches Erschöpfungssyndrom mit einer neurologischen Erkrankung des Schlaf-Wach-Rhythmus, die den langjährigen Versuchen der Gesundung trotzte. Erst die sinnhafte Verknüpfung des damaligen Ereignisses und der damit verbundenen Empfindungen mit den heutigen Krankheitssymptomen und das Nachholen der kritischen Auseinandersetzung mit seinem Vater führten zu einer nachhaltigen Gesundung.

Wie ein Schiff, das einen Grad vom Kurs abweicht und sich schließlich Hunderte von Kilometern vom Kurs wiederfindet.

Im „medizinischen Behandeln" bleibt das soziale Umfeld des Betroffenen gleich. Heilung bedeutet, seinen Glauben und seine damit verbundenen Gefühle über sein soziales Umfeld so zu erweitern, dass er sich von den Symptomen erholt.

Mit Hilfe eines „Kategoriensystems sozialer Interaktion" sollte es gelingen, die große Vielfalt körperlicher Krankheitssymptome kombinatorisch nachzubuchstabieren (Alphabet des sozialen Körpers).

Kategoriensystem

Unter Kategorien versteht man Grundvoraussetzungen eines Systems, mit dem Prozesse sozialer Interaktion mittels Aussageweisen in die großen Themen von Körper und Krankheit eingeteilt werden.

Kategorie: Körperlich-seelische Funktionsebene – der fünf anatomische Teilbereiche entsprechen – und ihre grundlegenden Prozesse sozialer Interaktion:

Gerüst des Körpers sorgt für Stabilität und Fortbewegung. Dazu zählen Knochen, Muskeln, Bindegewebe, Gelenke, Sehnen und Bänder.	Störungen zeigen, dass der soziale Standort nicht geeignet war, damit man sich als eigenständige Identität findet und voranschreiten kann.
Rhythmus des Körpers sorgt für selbstständiges Bewusstsein. Dazu gehören der Schädel, das zentrale und periphere Nervensystem mit Gehirn, Rückenmark und die Hirn- und Rückenmarksflüssigkeit.	Störungen zeigen, dass der Rhythmus des sozialen Umfeldes nicht geeignet war, damit man sich seines eigenen Rhythmus bewusst wird.
Versorgung des Körpers sorgt dafür, dass wir in sozialen Beziehungen leben können. Dazu zählen die inneren Organe des Verdauungssystems, das Herz-Kreislauf-System, Gefäßsystem der Lymphe und das Atmungssystem.	Störungen zeigen, dass wir in sozialen Beziehungen Sorge getragen haben, aber keinen eigenen Nutzen daraus bekommen haben.

Wahrnehmung des Körpers sorgt dafür, dass wir unseren Wahrnehmungen Bedeutungen geben können. Dazu zählen die Sinnesorgane Augen, Ohren, Nase, Mund und Haut.	Störungen zeigen, dass wir den sozialen Beziehungen Bedeutungen gegeben haben, die unserer eigenen Lebensentwicklung entgegenwirken.
Fortpflanzung des Körpers sorgt dafür, dass wir im Einklang mit dem Leben sind und uns erfüllt fühlen. Dazu gehören die männlichen und weiblichen Geschlechtsorgane.	Störungen zeigen, dass wir im Missklang mit sozialen Beziehungen verweilen und damit unerfüllt bleiben.

Kategorie: Geistig-soziale Handlungsebene – der die großen Krankheitsthemen entsprechen – und ihre grundlegenden Prozesse sozialer Interaktion:

Infektions-Krankheiten	**„Im Nutzen des Anderen" führt zu Infektionskrankheiten.** Im Ringen um Autorität zeigen Störungen, dass wir glauben, dass unsere Bewegungen im Vergleich zu Anderen minderwertig sind, und uns und unsere Entscheidungen infrage stellen.
Psychische Krankheiten	**„Allein mit mir" führt zu psychischen Störungen.** Im Ringen um Selbstständigkeit in der Gemeinschaft zeigen Störungen, dass man mit seiner Begeisterung gescheitert ist und sich nun unüberbrückbar von der sozialen Gemeinschaft getrennt fühlt.

Autoimmunkrankheiten	**„Im Bannkreis des Anderen" führt zu Autoimmunkrankheiten.** Im Ringen um Integration unserer Identität in der Gemeinschaft zeigen Störungen, dass wir den Integrations-Bedingungen des Umfeldes entsprechen, aber als Folge unsere Identität verlieren.
Entzündungs- und degenerative Krankheiten	**„Mein Leben im Anderen" führt zu Entzündungen und Degenerationskrankheiten.** Im Ringen um Beziehungen und Zuwendungen zeigen Störungen, dass wir uns erfüllende Beziehungen wünschen, aber gleichzeitig auch begehrliche Zuwendungen fürchten.

Tumor-Krankheiten	„Im Zweck des Anderen" führt zu Tumor-Krankheiten. Im Ringen um Anerkennung sozialer Zugehörigkeit und Bedeutung zeigen Störungen, dass wir aus Angst vor sozialer Neupositionierung die Handlungen im Sinne des Anderen tolerieren.
Metabolisches Syndrom	„Der Andere in mir" führt zum Metabolischen Syndrom. Im Ringen um Selbstfindung und -erfüllung zeigen Störungen, dass wir die Handlungen des Anderen erfüllen, aus Angst, ihn zu verlieren, aber als Folge unser Selbst nicht finden.

Alphabet des sozialen Körpers

Krankheiten sind unzählbar aufgrund unzähliger Variationen in Symptomen, Körperkonstitutionen und -lokalisationen. So zählen zum rheumatischen Formenkreis mehr als 400 Erkrankungen des Muskel-Skelett-Systems. Bei Krebs, nach den Herz-Kreislauf-Erkrankungen die zweithäufigste Todesursache in Deutschland, sind gegenwärtig über 100 verschiedene Krebserkrankungen bekannt. Am häufigsten in Organen wie Lunge, Dickdarm, Brustdrüse (Frauen) und Prostata (Männer). Mit Hilfe der „Sozialen-Körper-Kategorisierung" von Körper und Krankheit ist schnell ein Überblick über die soziale Interaktion im Umfeld des Klienten zu gewinnen, die die Ursache der Erkrankung darstellt.

Beispiel Prostata-Krebs:

Krebs gehört zur Krankheitskategorie Tumore und hat damit die soziale Überschrift *„Im Zweck des Anderen"*, hier im Zweck der weiblichen Ansprüche gegenüber dem Mann. Die Prostata, ein inneres Geschlechtsorgan des Mannes, steht im sozialen Kontext für *Erfüllung*- Finden, wie man ist und wo man ist, um Erfüllung auch geben zu können. Prostatakrebs ist demnach nicht in erster Linie Ausdruck eines zerstörerischen Zellwachstums, sondern Ausdruck einer zerstörerischen sozialen Interaktion zwischen dem männlichen *Erfüllungsdrang* und dem *weiblichen Anspruch*. Der Krebs in der Prostata ist somit *„konsensueller Ausdruck"* einer widerwilligen Unterordnung und eines unterdrückten Unmuts des Mannes gegenüber der Zweckmäßigkeit der weiblichen Ansprüche für die Familie.

Er fühlt sich in seiner männlichen Präsenz als *„Erfüller"* der Familie unbeachtlich gegenüber seiner Frau. So ist zum Beispiel die hohe Erkrankungsrate von Krebs in der Prostata bei Partnerschaften auffällig, in denen die Frau das Vermögen besitzt und damit faktisch die *Erfüllungsrolle* übernommen hat und sich der Ehemann in *konsensueller Zweckmäßigkeit* als „Statthalter des Vermögens seiner Frau" unterordnet.

Anhang

Wollen Sie mehr über meine Arbeit erfahren?

Auf meiner Website **www.simplepower.de**
Simple Power – Das Programm für körperliche und mentale Freiheit
finden Sie interessante Texte zum Herunterladen und aktuelle Seminar- und Vortragstermine. Meine Postanschrift lautet:

Hans-Peter Hepe
Simple Power
Jägerkoppel 12
D - 22393 Hamburg
Telefon: 0049 (0)40 63919403
Telefax: 0049 (0)40 6401450
E-Mail: info@simplepower.de
Internet: www.simplepower.de
Blog: www.simplepower.blog.de

Ich arbeite ständig an der Weiterentwicklung des systemischen, energetischen und soziologischen Ansatzes des Körpers und freue mich über jeden ernstgemeinten Dialog und Austausch. Bitte haben Sie Verständnis, dass ich aufgrund des positiven Interesses nicht jede einzelne Anfrage umgehend beantworten kann!

Mit meinen Seminaren und Vorträgen möchte ich meine Erkenntnisse weitergeben, Interessierte informieren und die Entwicklung der Körpersoziologie unterstützen und fördern.

Sie können von meinen Seminaren, Trainings und Vorträgen erwarten, dass Sie frische, wesentliche Entwicklungsschritte machen werden, und sie richten sich an Menschen, die den systemischen Ansatz und die Körpersoziologie für sich selbst und für ein partnerschaftliches Arbeiten erlernen möchten, darüber hinaus auch an Kollegen und Kolleginnen, die im sozialen, pädagogischen, medizinischen, spirituellen, therapeutischen Bereich beruflich tätig sind. Die von mir entwickelte SED®-Methode eignet sich gut als beraterische Zusatzausbildung.

In meinem Blog www.simplepower.blog.de finden Sie Hunderte von Einzelinformationen über alle wichtigen Themen rund um körperliche und mentale Freiheit.